Mi embarazo día a día

El diario de nueve meses
contado por una futura mamá

Grupo
ROBIN
BOOK

Barcelona - México
Buenos Aires

Mi embarazo día a día

El diario de nueve meses contado por una futura mamá

Véronique Mahé
y doctor Julien Saada

Traducción de Laia Ferrer

bèbé

ROBIN
BOOK

nuevos padres

Título original: *Je suis enceinte!*

© 2007, LEDUC.S Éditions, 3, rue de Linné, 75005 PARIS

© 2008, Ediciones Robinbook, s. l., Barcelona

Diseño de cubierta: Regina Richling
Ilustración de cubierta: Julie Felton / Istockphoto
Diseño interior: Carola Moreno
ISBN: 978-84-7927-968-4
Depósito legal: B-36.169-2008

Impreso por Limpergraf, Mogoda, 29-31 (Can Salvatella), 08210 Barberà del Vallès

Impreso en España - *Printed in Spain*

Sumario

Segundo trimestre
EL ESTADO DE GRACIA

Tercer trimestre
LA RECTA FINAL

Prefacio

¿Por qué un nuevo libro sobre el embarazo?

Como tocoginecólogo, tengo la suerte de atender a pacientes que, en principio, no están enfermas. Atiendo a las mujeres en ese período tan especial y tan rico en emociones que es el embarazo. Como actor médico y también espectador privilegiado, asisto al alud de sensaciones y dudas que asaltan a las futuras madres sin poder siempre ayudarlas tanto como querría a enfrentarse a todo ello con serenidad.

Durante las visitas, a menudo tengo la sensación de que las mujeres embarazadas no se atreven a hablar de todo lo que les preocupa. Por supuesto, cuando las inquietudes son importantes, al final siempre me las acaban consultando, y entonces procuro tomarme el tiempo necesario para tranquilizarlas. Pero cuando se trata de esas mil pequeñas preocupaciones cotidianas que habitualmente acompañan a los embarazos (sobre todo los primeros), muchas mujeres no las comentan por miedo a que se considere que son cosas sin importancia: «¿es normal que esté cansada en este momento?», «¿por qué tengo que hacerme tantos análisis?», «¿voy a tener estas náuseas durante mucho tiempo?»... cuando, en realidad, todas estas cuestiones que se plantea una futura madre merecen recibir una respuesta.

Sin embargo, es verdad que en la consulta del tocoginecólogo el tiempo a menudo escasea. Así pues, este libro ha sido escrito para ayudarte a disfrutar de esos nueve meses y resolver tus dudas sobre todas las visitas, pruebas y preguntas que te esperan.

Doctor JULIEN SAADA
Tocoginecólogo

Introducción

En la vida de la mujer –y también en la del hombre–, el embarazo es realmente un momento muy especial, ¡sobre todo si se trata del primero! Es como un viaje que nos transporta hacia un territorio totalmente desconocido. Durante este viaje, pasamos por una revolución hormonal, unas bonitas curvas, la promesa de un bebé y de la felicidad que traerá consigo, pero también por momentos de dudas, incertidumbres y preguntas sin respuesta que nos tienen muy desconcertadas, sobre todo cuando tomamos la decisión de quedarnos embarazadas o, en cualquier caso, de tener un hijo.

Pero si esta maternidad es el fruto de nuestra decisión, ¿cómo confesar que a veces estamos hartas de ese embarazo, que estamos cansadas, que aunque sólo fuera por un momento nos gustaría dejar esta tripa enorme en una silla y recuperar un poco de nuestra antigua ligereza?

¿Y los padres de hoy, a los que les cantan las mil maravillas de la paternidad, a los que se les recuerda sin cesar la importancia del papel que les espera y que, de momento, no se sienten muy «papás»?

El embarazo no es una enfermedad, eso está claro. Pero tampoco se trata de una serie de momentos maravillosos que los futuros padres viven en un estado de felicidad absoluta y constante.

Este libro espera liberarlos de esta carga y ayudarles a vivir lo mejor posible todas esas emociones contradictorias que les irán embargando durante los nueve meses.

Primer trimestre

El milagro de la vida

Doscientos millones de espermatozoides han sido liberados durante unas relaciones sexuales: empieza una loca carrera. Desde la vagina, y luego remontando por el cuello del útero, muchos mueren por el camino. Sólo doscientos llegarán a las trompas de Falopio, el conducto en el que el espermatozoide más rápido y vivo penetrará en el ovocito. Tres o cuatro días más tarde, empujado por los cilios de la trompa, el óvulo fecundado llega a la cavidad uterina. donde arraiga. Aquí se desarrollará durante nueve meses. Para nuestro cuerpo, acaba de estallar una revolución.

Primer mes

Una nueva vida

El bebé

A las dos semanas de la fecundación, el embrión está en pleno desarrollo. Se forman tres capas de células que serán las encargadas de elaborar los órganos del bebé. La capa superior dará lugar a la piel y al tejido nervioso, la capa profunda se encarga de los órganos internos (principalmente del sistema digestivo) y la capa de media genera los huesos y los músculos. Al final de este primer mes, el futuro bebé medirá entre 2 y 5 mm., se pueden intuir lo que va a convertirse en sus miembros, y su corazón empieza a latir.

La madre

Generalmente todavía no notamos gran cosa. Sin embargo, nuestro cuerpo está en plena actividad. Nuestra vida ya está cambiando...

Estamos esperando un bebé

¡Pensaba que tardaría más en quedarme embarazada!

Estamos esperando un bebé. Lo sabemos seguro desde esta mañana, cuando nos han dado los resultados de la analítica. La señora del laboratorio ha sido muy clara cuando nos ha dicho: «Ha dado positivo».
Simón estaba conmigo, ¡había decretado que no se lo perdería por nada en el mundo! Cuando nos han dado la noticia, Simón se ha quedado como alucinado. Tenía los ojos abiertos de par en par y la sonrisa petrificada. Su mirada interrogadora parecía preguntarme: «¿Se trata realmente de nosotros? ¿De nosotros y un bebé?». Yo no he podido evitar preguntarle a aquella señora «¿Quiere decir que estoy embarazada?». Con una sonrisa, me ha contestado: «Sí, señora, está embarazada». ¡Qué fuerte! Y eso que me lo esperaba porque hice el test de la farmacia hace un par de días. Si hasta me puse de mal humor porque me quedó toda la mano mojada de orina...

Por supuesto, estoy contentísima, ¡pero también tan sorprendida! Dejé de tomar pastillas hace un mes y medio. Pensaba que tardaría más en quedarme en estado; en las revistas siempre dicen que se tarda una media de seis meses a un año en quedarse embarazada. Qué gracia esa expresión de «quedarse embarazada». Uno se queda en casa o se queda trabajando hasta muy tarde... pero ¿embarazada?

Me pregunto lo que me espera. Además de que te crece la tripa, ¿qué conlleva estar embarazada? Recuerdo que mi amiga Ingrid vomitaba cada mañana cuando estaba esperando a su primer niño. Sin embargo, con el segundo embarazo nunca se encontró mal. Qué curioso que haya tantas diferencias de un embarazo a otro. Yo, de momento, no noto nada. Me siento muy bien, tengo ganas de decírselo a todo el mundo. Pero Simón ha decidido que teníamos que esperarnos a ver a mi ginecóloga. ¡Me imagino la cara que pondrán mi madre y mis amigas cuando lo sepan! Y mi padre..., y mis abuelas... ¡Nadie se lo espera! No les había dicho ni que había dejado de tomar pastillas anticonceptivas...

¿EMBARAZADA? ¿CÓMO ESTAR SEGURA?

Algunas mujeres dicen que ya saben que están embarazadas antes de detectar la falta de la menstruación porque enseguida notan una tensión, y hasta dolor, en los pechos (por cuestiones hormonales). Otras se lo imaginan porque enseguida sufren náuseas y arcadas. Y luego hay las que se lo imaginan cuando ven que se les retrasa la regla. Y es que cualquiera de estos síntomas puede ser debido a un embarazo.

Para estar segura, existen varias vías:

- Ir corriendo a la farmacia para comprar un test de orina. Sólo hay que orinar en un extremo de una tira de plástico y esperar unos minutos para ver si en la ventanilla indicadora aparece el color que revela si la orina contiene Beta hCG, una hormona específica que libera el óvulo fecundado.
- Un médico (tu ginecólogo habitual o tu médico de cabecera) puede mandarte hacer un análisis de sangre para saber si realmente segregas la famosa hormona. También puede solicitar una medición del nivel de Beta hCG de tu sangre para confirmar el embarazo.
- Algunos ginecólogos realizan o mandan hacer una ecografía para comprobar la existencia del embrión.

¿AMENORREA? ¿Y ESO QUÉ ES?

Este término significa «ausencia de menstruación», y es en semanas de amenorrea que los médicos, ginecólogos y comadronas acostumbran a calcular la duración del embarazo. Puede parecer extraño, pero lo hacen contando a partir del primer día de la última regla (es decir, unas dos semanas antes de la fecha supuesta de la ovulación y, por consiguiente, de la concepción). Así, un embarazo dura 9 meses completos. Es decir 39 semanas, a las que hay que añadir 2 semanas más si hablamos en términos de amenorrea, lo que suma 41 semanas en total. Por eso, cuando piensas que estás embarazada de 4 semanas (porque te acuerdas más o menos del día de la concepción), tu médico te habla de un embarazo de 6 semanas (de amenorrea).

¡Ahora soy importante!

¡Tengo ganas de decírselo al mundo entero!

Esta mañana, cuando andaba hacia la parada del autobús para ir al trabajo, pensaba en toda esa gente con la que me cruzo por la calle, en el autobús, en los ascensores del edificio donde trabajo y que no saben que estoy embarazada. ¡Qué fuerte! De momento, no se me nota nada. Hay que conocerme muy bien para sospechar algo porque, aparte de mis pechos, que son algo más grandes, mi cuerpo no ha cambiado nada. Sólo me siento algo rara desde que lo sé. Tengo ganas de decírselo al mundo entero. Apenas me atrevo a confesármelo a mí misma, pero me siento muy importante: estoy esperando un niño. Yo, que no he conseguido nunca grandes cosas, ahora estoy realizando algo trascendental: estoy haciendo una personita. Ya sé que no soy la primera ni la última, pero aun así, ¡me siento superimportante! Sólo Simón y yo lo sabemos. Es como un secreto que guardamos celosamente y que sólo nos pertenece a nosotros (mi ginecóloga, a la que llamé para avisarla, y la señora del laboratorio no cuentan). Estoy ansiosa por contarlo aunque, por otra parte, cuando todo nuestro entorno lo sepa, Simón y yo ya no tendremos este secreto entre nosotros. Y la verdad es que me encanta ser la primera en saber algo que los otros sabrán tarde o temprano. Quizá sea infantil, ¡pero me encanta esta sensación!

Preguntas y respuestas

¿SON FIABLES LOS TEST DE EMBARAZO?

Sí, como se indica en las instrucciones, son fiables al 90%. Son fáciles de usar y las instrucciones no tienen ninguna complicación. Vienen en forma de una varita de plástico que hay que colocar bajo el chorrito de orina. Cuando está bien empapada, hay que esperar unos minutos y en una ventanita aparece una señal de color (puede ser rosa o azul, por ejemplo) si el resultado es positivo. Esto se produce porque la orina de la mujer embarazada contiene una cierta cantidad de Beta-hCG, una hormona segregada únicamente durante la gestación. Sin embargo, para confirmar con certeza el embarazo, el médico puede pedir a la futura madre que se haga un análisis de sangre. Éste confirma la presencia de Beta-hCG, cuya cantidad se multiplica por dos cada dos o tres días durante las seis primeras semanas del embarazo.

Por otra parte, cuando el test da un resultado negativo, a menudo se aconseja repetirlo unos días más tarde o comprobar con un análisis de sangre que realmente no existe un embarazo, ya que si se realiza demasiado pronto o no se siguen bien las instrucciones, puede dar un falso resultado negativo.

¡CUIDADO CON LA FIEBRE!

Cuando se está embarazada, no se puede tomar a la ligera una temperatura superior a los 38,5°C. Si no baja en 24 o 48 horas con un simple tratamiento de tipo paracetamol, hay que acudir a un médico. Esta fiebre puede ser debida a una infección vírica (como una gripe o una gastroenteritis) que requiera un tratamiento específico. También puede ser el síntoma de una infección bacteriana (como una infección de orina, por ejemplo, frecuente en los embarazos) que haya que controlar rápidamente antes de que se agrave hasta el punto de provocar, en algunos casos extremos, una expulsión del óvulo fecundado o un parto prematuro. ¡Estáis avisadas!

1er MES 2° MES 3er MES 4° MES 5° MES 6° MES 7° MES 8° MES 9° MES

Primera visita a mi ginecóloga

Ha calculado la fecha de salida de cuentas. ¡Queda muchísimo!

Acabamos de volver de la consulta de mi ginecóloga. Ha calculado la fecha probable del parto: hacia el 6 de julio. Para hacerlo, me ha preguntado cuándo había tenido la última regla –por suerte siempre lo marco con un puntito rojo en la agenda–, ha mirado el papel de los resultados de la analítica y ha sacado del cajón un disco de cartulina que le ha indicado el día del parto.... ¡Queda muchísimo! Me ha mandado hacer un nuevo análisis de sangre para comprobar un montón de cosas y me ha explicado que no me seguiría durante todo el embarazo. Pasados los tres primeros meses, prefiere que me vea una comadrona y un tocoginecólogo. ¡Qué pena! Me cae bien y la conozco desde que soy adolescente; se lo cuento todo.

Me ha dicho que tengo que decidir si quiero acudir al tocoginecólogo que me corresponde por la Seguridad Social o a un médico privado, pero como no soy de ninguna mutua, de momento acudiré al de la Seguridad Social. Siempre puedo hacer alguna prueba complementaria en un centro privado si me apetece.

Luego, me ha pedido que me desvistiera para examinarme. Mientras, me iba preguntando si sentía algún dolor, náuseas... pero como no tengo nada de eso, enseguida ha cambiado de tema. Sólo me ha dicho que no dude en llamarla si me preocupa algo. Y nos ha aconsejado, a Simón y a mí, que nos lo tomemos con calma estos días. Al inicio, un embarazo puede interrumpirse sin razón particular. La culpa es de la «mala suerte». Pero Simón, con su optimismo y confianza habituales, está convencido de que todo irá muy bien. Sin embargo, me ha pedido que espere hasta los tres meses antes de contárselo a familiares y amigos. ¿Cómo haré para aguantar tanto tiempo con la boca cerrada?

RÁPIDO, UNA CLÍNICA, PERO ¿CUÁL ESCOGER?

El número de hijos por española, muy bajo en los últimos años, empieza a recuperarse hasta el 1,37% en 2006. Por ello, todo lo que concierne a los niños, sean clínicas, plazas de guardería o pediatras, están desbordados, ya que no han aumentado su capacidad al ritmo de la creciente natalidad y población. Así que, en cuanto se confirma el embarazo, hay que decidir enseguida dónde se quiere dar a luz para no tener problemas –si es que se quiere dar a luz en una clínica privada– de *overbooking*.

Antes de escoger clínica, conviene saber que un organismo europeo las ha clasificado en **tres niveles** según sus prestaciones. Sin embargo, cualquier clínica debe cumplir estos requisitos mínimos: realizar al menos 500 partos al año (aunque hay excepciones por la localización) y disponer de un equipo 24 horas al día –presente o de guardia– de al menos un tocoginecólogo, un anestesista y una matrona.

Nivel 1: están preparadas para atender partos de riesgo bajo y medio (la mayoría) y a los recién nacidos normales y prematuros (a partir de 35-36 semanas) de gestación estable y sin complicaciones.
Nivel 2: pueden atender a las futuras madres cuyos bebés requieren una atención especial. Por ejemplo, si la madre sufre de diabetes gestacional o existe un cierto riesgo de parto prematuro (a partir de 28 semanas de gestación). Disponen de un servicio de neonatología para atender a recién nacidos que requieran cuidados específicos, como respiración o alimentación asistida.
Nivel 3: atienden embarazos de alto riesgo (parto muy prematuro –menos de 28 semanas–, bebés muy inmaduros o malformaciones, etc. Además de unidad obstétrica y de neonatología, disponen de servicio de reanimación (UCI) para recién nacidos.

Un consejo: antes de dirigirte directamente a una clínica de nivel 3 porque «nunca se sabe lo que puede pasar», hay que saber que cualquier clínica está preparada para atender a un recién nacido de forma inicial y preparar su traslado a otra unidad de pediatría si fuera necesario. Además, aunque de entrada se escoja una clínica del nivel 1, siempre existe la posibilidad de realizar una traslado a una clínica de nivel 3 si aparecen complicaciones durante el embarazo.

Laura está embarazada

No me lo acabo de creer: vamos a ser padres.

Laura está embarazada. No me lo acabo de creer: vamos a ser padres. Tendremos un bebé. Un bebé de verdad. Un bebé que crecerá. ¿Tendremos que cambiar de coche? ¿De piso? ¡No sé! En cualquier caso, tendré que estar más en casa. Es verdad, llego a casa demasiado tarde. Tengo que estar más con Laura. Ahora estará más frágil. También tengo que hacer algo para demostrarle lo feliz que me hace que esté embarazada. ¿Qué podría hacer? ¿Regalarle una joya? ¿Unas flores? ¿Y si le regalo unos tulipanes –su flor preferida– al inicio de cada mes? ¡Le podría regalar cada mes tantos tulipanes como meses de embarazo! Pero pensándolo bien, será un poco escaso al principio: dos tulipanes para celebrar el inicio del segundo mes ¡quedará un ramo más bien raquítico! Podría regalarle un bolso nuevo... Ya tiene muchos, pero éste será el bolso ya-sabemos-que-estamos-embarazados. También la podría llevar a cenar o de viaje. A Praga, por ejemplo. Nunca hemos ido y todo el mundo dice que es una ciudad genial. ¡Uy no! Nada de viajes, en su estado no es muy sensato. Bueno, de hecho, se puede viajar, ¿no? Habrá que preguntárselo al médico. Mientras, nunca se sabe, mejor evitemos movernos mucho. Me gustaría tanto decirle que me siento muy feliz de tener un niño con ella. ¡Tendremos nuestra propia familia! Creo que esta noche llevaré a Laura a un buen restaurante y le regalaré un enorme ramo de tulipanes, un bolso, una joya... Me siento como un niño: estoy tan ilusionado cuando pienso en lo que nos espera. Estoy seguro de que la vida con un bebé va a ser genial.

UN DOLOR ABDOMINAL COMO SI ME TUVIERA QUE VENIR LA REGLA

Al inicio del embarazo, se puede sentir un cierto malestar en la zona del bajo vientre. Algunas mujeres experimentan un dolor similar al que tienen los primeros días de la regla. Otras más bien notan unos pinchazos. De hecho, la estructura de tendones y ligamentos que mantiene el útero se está modificando por el efecto de las hormonas. Se vuelve más elástica para permitir al útero ir creciendo a medida que el embrión, y luego el feto, se vaya desarrollando. De ahí esas molestias totalmente normales. Si estos dolores llegan a ser muy intensos, el médico puede recetar paracetamol o antiespasmódicos.

¿QUÉ ES UN EMBARAZO EXTRAUTERINO?

Es un embarazo que se desarrolla en la trompa en lugar del útero. Al estar mal situado, el embrión no es viable. Pero tiene tiempo de crecer, lo que puede provocar una rotura de la trompa y una hemorragia. Este tipo de anomalía es poco frecuente (se da en un 2% de los embarazos) y a menudo está relacionada con las Enfermedades de Transmisión Sexual (ETS), o con infecciones de las trompas (salpingitis) y se da más a menudo en mujeres fumadoras.

Se traduce en dolores cada vez más intensos en el bajo vientre y pérdidas. Si se presentan estos síntomas, hay que avisar sin falta al médico, que hará una ecografía para ver dónde se encuentra el embrión y se planteará llevar a cabo una rápida intervención.

Existen dos tratamientos posibles. Si se detecta pronto, se inyecta de forma intramuscular una sustancia que detiene el desarrollo del embrión, y éste es reabsorbido por el cuerpo de forma progresiva.

Si el embarazo extrauterino se encuentra en una fase demasiado avanzada, se recurre al tratamiento quirúrgico. Generalmente se realiza una laparoscopia: bajo anestesia general, se introduce una minúscula cámara en el vientre así como dos pequeños instrumentos con los que se abre la trompa y se retira el embrión o, en algunos casos, toda la trompa. Sin embargo, a veces hay que recurrir a una intervención quirúrgica clásica cuando hay que detener un embarazo extrauterino de forma urgente o cuando la laparoscopia parece demasiado complicada de realizar.

Mis compañeras sospechan algo

¿No tomas café?

Si no he contado mal, hoy hace tres semanas y media que estoy embarazada. Me pregunto qué aspecto tiene un bebé de tres semanas y media. Bueno, de hecho, aún no es un bebé, tan sólo es un embrión. Todavía es demasiado pequeño e insignificante para que pueda decirle a todo el mundo que esta ahí, pero ¡me muero de ganas de hacerlo! Tengo una compañera, Valérie, que en estos momentos está esperando su segundo hijo. Pronto le darán la baja. ¡Está enorme! Pero tiene pinta de sentirse tan feliz que lo primero que le ves no es su corpulencia sino su felicidad. Cuando vuelve de las visitas al médico, Claudine, mi otra compañera, siempre le pregunta cómo se encuentra, si todo va bien, si la visita ha ido bien... Y es que Claudine es un encanto, siempre tan simpática y tan atenta. Esta mañana, Valérie volvía de una visita al ginecólogo. Como de costumbre, Claudine le ha preguntado como había ido. Yo me mordía la lengua para no decirle que yo también estoy embarazada. Pronto seré yo la que irá al ginecólogo, la que podrá hablar de sus ecografías y de las molestias varias... ¡estoy tan impaciente! Pero me pregunto si mis compañeras no sospechan ya algo porque hoy, cuando Valérie nos ha dado el parte de su visita médica, la he escuchado atentamente, mientras que antes, la verdad, es que a penas escuchaba (no me interesaban mucho sus náuseas...). Hoy nos contaba que le costaba dormir y le he preguntado si esto le pasaba desde hacía tiempo y qué hacía para solventarlo. Valérie ha parecido sorprenderse por esas preguntas pero me ha respondido sin hacer ningún comentario. Luego, hemos vuelto al trabajo. Después de comer, cuando hemos ido al bar para tomarnos el café habitual, Claudine me ha preguntado: «¿No tomas café?». Y la verdad es que es normal que se sorprenda porque generalmente me tomo tres o cuatro cafés al día. Pero hace una par de días que no soporto su olor, como tampoco el de la pasta dentífrica, de hecho, me da asco.

LAS FAMOSAS NÁUSEAS

El embarazo a menudo va acompañado de náuseas. No siempre, es verdad, pero es muy habitual. Aunque es difícil saber con exactitud a qué se deben, tradicionalmente se les atribuyen tres causas. En primer lugar, las hormonas. La presencia de Beta hCG, la hormona del embarazo, en una cantidad que aumenta rápidamente durante las primeras semanas de gestación es difícil de soportar para muchas mujeres que, en consecuencia, sufren de náuseas.

Luego existe el factor psicológico: cuanto más angustiada y preocupada se está por el embarazo, mayor es la tendencia a tener náuseas.

Y, para finalizar, también puede tener su papel el funcionamiento del orificio que garantiza el cierre entre el esófago y el estómago. Generalmente, esta válvula antirreflujo impide que los alimentos vuelvan al esófago. Sin embargo, durante el embarazo, su funcionamiento se puede ver afectado, por lo que la futura mamá sufre de reflujos ácidos y, a veces, de náuseas.

Generalmente aparecen hacia la tercera semana de gestación y disminuyen al final del primer trimestre. Son más frecuentes por la mañana, al despertar y en ayunas, y pueden desaparecer tras un buen desayuno. Pero algunas mujeres las padecen durante todo el día, sin razón aparente. Con sólo, por ejemplo, percibir un cierto olor (a menudo a café, tabaco, fritos...) les pueden sobrevenir arcadas.

Las náuseas a veces puede suponer vómitos y, por lo tanto, una pérdida de peso. En estos casos, hay que comentárselo al médico, pero a priori no hay que preocuparse si no se pierden más de tres kilos. Para sentirse mejor –porque puede ser algo realmente desagradable– existen tratamientos que debe recomendar el médico. Y, como buena noticia, hay que decir que aunque se hayan tenido náuseas en el primer embarazo, ¡no tienen por que volver a aparecer en el segundo!

1er MES

2º MES

3er MES

4º MES

5º MES

6º MES

7º MES

8º MES

9º MES

No diré nada hasta el final del tercer mes

¿Qué te pasa? ¿No estarás embarazada? Fabienne es así, ¡muy directa!

Hoy he estado a punto de contarlo todo. Simón y yo hemos ido a comer a casa de mis padres. Estaban mi abuela y mi hermano, y por la tarde ha venido Fabienne, mi amiga de toda la vida, a tomar un café. Como vive al lado, siempre que voy a ver a mis padres la llamo. Así nos vemos, porque desde que me mudé, a la señorita le cuesta mucho desplazarse hasta mi casa –a veinte kilómetros de aquí–, ¡lo encuentra demasiado lejos!

No he tomado café porque me sigue dando asco. He tomado un té. Fabienne me ha preguntado si me encontraba mal y mi madre me ha mirado de una forma extraña. Las dos saben también que habitualmente tomo mucho café. Y Fabienne me ha dejado de piedra cuando me ha dicho: «¿Qué te pasa? ¿Estás embarazada o qué?». Como si supiera algo de mujeres embarazadas... cuando nuestra amiga Ingrid estaba en estado nunca le preguntó nada sobre sus embarazos. Y cuando Ingrid nos lo contaba, Fabienne la escuchaba con tan poco interés que un día Ingrid le dijo que por lo menos podría simular que le interesaba. A lo que Fabienne respondió: «¡Pues no estoy de acuerdo! Porque eso significaría que no somos verdaderas amigas». Y es que Fabienne es así, muy directa. Bueno, para volver a lo mío, me ha sorprendido tanto la pregunta de Fabienne que me he echado a reír para disimular mi incomodidad y le he preguntado, de una forma un poco agresiva, por qué había tenido semejante ocurrencia. Se ha encogido de hombros y me ha contestado: «¡Porque las mujeres embarazadas no toman café! Es típico». Nos hemos echado todos a reír, pero yo tenía ganas de gritarle: «¡Síííííííííííí! ¡Estoy embarazada!». Simón me estaba mirando fijamente, supongo que se imaginaba que me moría por soltar la gran noticia, porque me ha clavado su mirada como para recordarme la promesa que le hice: calladita hasta el final del tercer mes. Es mucho tiempo...

ABORTO PRECOZ:
HAY QUE TOMÁRSELO CON FILOSOFÍA

Sin duda es más fácil escribirlo que vivirlo, pero es así. Desde un punto de vista médico, los abortos que se producen durante el primer trimestre son poco relevantes. Se dan con una relativa frecuencia, en un 15-20% de los embarazos y, a menudo, pasan desapercibidos ya que se pierde el ovocito sin tan siquiera saber que se estaba embarazada.

En la mayoría de los casos, estos abortos precoces corresponden a un aborto espontáneo de un embrión no viable.

Pueden darse algunos síntomas de aviso: contracciones, un dolor abdominal intenso, pérdidas de sangre, etc. Aunque pueden responder a otras causas, cuando se tienen estos síntomas siempre hay que dirigirse rápidamente a un médico u hospital para realizar una ecografía. Si la ecografía indica que el embrión presenta una actividad cardiaca normal, la madre tendrá que hacer reposo y tomar un analgésico en caso de dolor.

No existe ninguna razón particular para temer una aborto espontáneo. Pero parece ser que las fumadoras y las mujeres con embarazos múltiples y/o de más de 40 años, corren más riesgo. Sin embargo, una vida tranquila, el descanso, una actividad física normal y una alimentación sana permiten minimizar los riesgos.

Por otro lado, un aborto espontáneo no significa que no se puedan llevar a término otras gestaciones (salvo cuando un examen médico detecta algún problema físico como una malformación del útero).

Aunque sea una experiencia dura cuando se pasa por ello, no hay que olvidar que algunas mujeres pueden tener dos y hasta tres abortos espontáneos seguidos sin ninguna causa particular y, posteriormente, tener unos bebés totalmente sanos.

Segundo mes

UNA CABEZA GRANDE Y UN GRAN CORAZÓN

El bebé

La cabeza está en pleno desarrollo y parece desproporcionada en comparación con el resto del cuerpo. Los ojos y las orejas ya pueden identificarse; la boca parece enorme. Empiezan a crecer los brazos y las piernas. En el interior del cráneo, dos hemisferios cerebrales están en pleno desarrollo para formar el futuro cerebro. El corazón ha empezado a latir, lo que podemos ver perfectamente con una ecografía. El estómago, el intestino y el aparato urinario prosiguen su crecimiento. Al final de este segundo mes, el embrión medirá unos 3 centímetros y pesará unos 5 gramos.

La madre

Ya se pueden percibir pequeñas molestias como el cansancio y las náuseas. El útero tiene la medida de una mandarina y algunas ya han aumentado una talla de sujetador... A pesar de la ilusión de estar embarazada, a veces se está un poco irritable y sensible sin razón aparente. Es normal, simplemente es el desbarajuste hormonal.

Tengo náuseas

Sólo se me pasan cuando como.

Tengo náuseas, ¡qué horror! Estoy mareada de la mañana a la noche. No había tenido nunca antes este sabor en la boca, no me recuerda a nada conocido. Me ha llegado de forma progresiva: al principio, me daba asco el olor del café, del tabaco y de mi dentífrico. De hecho, en cuanto me cepillaba los dientes me daban arcadas. Por supuesto he cambiado de dentífrico, pero aun así tengo náuseas todo el día. Sólo se me pasa cuando como. ¡Qué raro! Yo pensaba que sería al revés, que al tener náuseas no podría tragar nada. Me acuerdo de mi compañera Valérie, que al principio de su embarazo apenas soportaba ver la comida en su plato. No comía gran cosa porque lo vomitaba todo. Hasta llegó a perder peso. Y, luego, se le pasó. Me gustaría preguntarle si tomó algún medicamento, porque si es el caso, estaría encantada de tomarlo yo también. ¡Es que resulta realmente insoportable! Espero que no me dure demasiado, si no, no sé cómo lo voy a aguantar... no es que sea muy intenso, pero es que es todo el rato. Si me apuras, preferiría vomitar cada mañana al levantarme y luego olvidarme del tema a sentir estas náuseas que empiezan en cuanto abro los ojos y no desaparecen hasta que me duermo. De hecho, anoche me enfadé con Simón porque me despertó justo cuando acababa de dormirme. Total, que me volvió ese gusto asqueroso en la boca. Lo peor es que no paro de comer para que se me pasen las náuseas: pan, tostadas... el cuerpo me pide cosas más bien sosas. Espero no engordar demasiado...

EL PRIMER ANÁLISIS DE SANGRE

Cuando el embarazo está confirmado, las futuras madres deben someterse a una analítica de sangre para detectar si son inmunes o no a la rubeola y a la toxoplasmosis. Si no están inmunizadas, deberán tomar precauciones ya que, aunque no sea muy habitual sufrirlas, estas enfermedades pueden tener graves consecuencias sobre el futuro bebé (véanse págs. 53 y 75).

En esta primera analítica también se comprueba si se padece una infección que es ya muy poco frecuente: la sífilis. Además, también se analiza de forma sistemática si se tienen anticuerpos del VIH (el virus del sida).

Por último, este análisis también sirve para determinar exactamente el grupo sanguíneo, y si se tiene un Rh negativo quizá sea necesario realizar un seguimiento especial (véase pág. 43).

¡NADA DE AUTOMEDICARSE!

Cuando se espera un bebé, se acabó eso de tomar medicamentos sin consultarlo con el médico. Y es que todo lo que absorbe la madre, el futuro bebé lo absorbe también parcialmente y algunos medicamentos presentan riesgos de malformaciones congénitas para el feto. Por lo tanto, aparte de algo de paracetamol si nos duele la cabeza, por ejemplo, tendremos que consultar siempre con el médico antes de abrir el botiquín.

En caso de acudir al médico de cabecera, hay que avisarle siempre de que se está en estado para que pueda recetarnos un tratamiento compatible con el embarazo.

Si el ginecólogo o la comadrona os recetan un medicamento y al leer las instrucciones leéis «no recomendado para mujeres embarazadas» o «en caso de embarazo consulte con su médico», no dudéis en llamarlos para que os lo aclaren.

Lo que hay que evitar a cualquier precio es la aspirina (sobre todo a partir de las 26 semanas) ya que puede tener consecuencias nefastas, especialmente para el corazón del feto.

1er MES
2° MES
3er MES
4° MES
5° MES
6° MES
7° MES
8° MES
9° MES

Unas ganas irresistibles de dormir

¡Dicen que hasta roncaba!

No sé que me pasa, hace unos días que tengo unos ataques de sueño horrorosos. Nunca había tenido tantas ganas de dormir. Me asaltan después de comer, a primera hora de la tarde, y la verdad es que ya ni intento superarlo. Aparto el teclado del ordenador a un lado de la mesa y recuesto la cabeza sobre mis brazos. Cierro los ojos unos diez minutos. Me sienta de maravilla. Sophie, una de mis compañeras, ya me ha pillado durmiendo sobre la mesa. Y yo, intentando justificarme diciendo «es que no sé qué me pasa últimamente... estoy que me arrastro». Se ha reído echándome una mirada cómplice, no estoy segura de que mi explicación haya colado.

Lo peor es por la noche. A partir de la nueve ya no me interesa nada que no sea meterme entre las sábanas. Y duermo toda la noche de un tirón. Si no sonara el despertador, creo que sería capaz de dormir veinticuatro horas seguidas... ¡o más! Ya no me apetece ir al cine, ni salir. Hace un par de días, Benoît, uno de los mejores amigos de Simón, nos invitó a cenar y, sin darme cuenta, me quedé frita en el sofá. Dicen que hasta roncaba. Un poco más y comen sin mí. Antes de despertarme, Simón le dijo a Benoît que en estos momentos tenía muchísimo trabajo, lo que es totalmente falso –no trabajo ni más ni menos que de costumbre–, pero alguna explicación tenía que dar mientras no podamos decir la verdad.

Esto es lo que se hace raro en el hecho de no poder decir que estoy embarazada antes de haber pasado los primeros tres meses, y es que hay cosas que me traicionan, pero tenemos que contar milongas para justificarlo. Ya me imagino la reacción de la gente de nuestro alrededor cuando sepan la verdad, pensarán que nos hemos convertido en los maestros del arte de la mentira... Pero supongo que entenderán que hemos mentido por una buena causa.

SE PREVÉN TORMENTAS HORMONALES EN LAS MUJERES EMBARAZADAS

Cinco días después de la fecundación, el ovocito produce una hormona llamada Beta hCG que provoca un aumento de la secreción de dos hormonas femeninas, la progesterona y el estradiol. Estas hormonas son necesarias para un buen desarrollo del embarazo, aunque pueden conllevar algunos problemillas de los que preferiríamos prescindir.

El acné: algunas pieles tienen tendencia a volverse más grasas y a veces aparecen algunos granitos en la cara o en la espalda. Si embargo, no es un buen momento para tomar antibióticos o utilizar cremas ya que podrían traspasar la capa cutánea y ser tóxicos para el futuro bebé. Tendréis que contentaros con un gel limpiador antibacteriano y consolaros pensando que unas semanas después del parto esos granitos van a desaparecer.

El efecto «máscara del embarazo»: debido a los estrógenos que vuelven la piel más sensible, puede aparecer una zona con pigmentación más oscura en la cara. Para limitar su aparición, hay que evitar tomar el sol y mejor utilizar una crema de protección solar total en lugar de la crema de día habitual, aun en pleno invierno.

El cansancio: aparece a menudo durante las primeras semanas (no siempre, pero es frecuente), se tiene sueño todo el tiempo. Es normal. Es una reacción del organismo frente a la progesterona, que tiene efectos relajantes. No dudes en echar una siesta y acostarte temprano. Este cansancio irá desapareciendo al final del primer trimestre, aunque puede volver a aparecer al final del embarazo.

El vello: acostumbra a disminuir durante el embarazo porque la testosterona (la hormona masculina que las mujeres segregamos en pequeñas cantidades y que estimula el sistema piloso) se ve contrarrestada por las hormonas femeninas presentes en gran cantidad. Aun así, a algunas futuras mamás les sale vello en la zona abdominal. Por suerte, esos pelillos acaban desapareciendo por sí solos al finalizar el embarazo.

(Véanse también «Las famosas náuseas» en la pág. 31 y «Un dolor como si me tuviera que venir la regla», en la pág. 29).

¡Sería divertido tener gemelos!

Mataríamos dos pájaros de un tiro.

Esta tarde, de vuelta a casa, me he cruzado con una mujer que iba con un cochecito especialmente diseñado para dos bebés. Es gracioso. No sabía que existían este tipo de artilugios. La verdad es que no miraba mucho los cochecitos antes de que Laura se quedara embarazada. Pero éste es tan grande que era imposible no fijarse en él. Dentro, cara a cara, iban montados dos pitufines exactamente iguales. Iban vestidos igual, el mismo peto, los mismos zapatos, las mismas chaquetas... Eran como una fotocopia el uno del otro. O sea, ¡gemelos! Al verlos, he pensado que sería gracioso que Laura estuviera esperando gemelos, o gemelas. O, mejor, un niño y una niña gemelos. Así, mataríamos dos pájaros de un tiro.

Estoy seguro de que no cambia mucho las cosas tener dos bebés a la vez. Todo el mundo dice que lo que te cambia la vida es pasar de «ningún niño» a un niño. Pero el hecho de que sean dos en lugar de uno no debe de suponer un trastorno mayor. Tengo un compañero que tiene gemelos, le tendré que preguntar cómo le va. Dos niños muy iguales, que lo hacen todo juntos, todo igual... debe de ser emocionante y gracioso.

Y es que, además, nos podría pasar, porque en la familia de Laura hay antecedentes: su abuela tuvo gemelos. Y como parece ser que esto se salta una generación, cabe la posibilidad de que Laura tome el relevo...

COMER MEJOR PERO NO MÁS (O, AL MENOS, ¡NO DEMASIADO!)

Seguro que el médico te lo dice: no porque estás embarazada tienes que comer para dos. Por razones de salud (véase pág. 67), el sobrepeso es uno de los enemigos de la mujer embarazada. Lo ideal es, por supuesto, una alimentación equilibrada y variada. Pero cuando trabajas y al mediodía te alimentas de los platos (a menudo mediocres) de la cafetería de la empresa o del bar de menús de al lado de la oficina, no siempre es fácil conseguir un plato de ensalada o verdura fresca, un pescado al vapor o carne a la plancha, una pieza de fruta y un yogur de postre. Así que mejor no analizar al detalle el menú del mediodía. Eso sí, evita en la medida de lo posible los fritos, los platos con salsas, los dulces... Y, por la noche, prepárate la carne o el pescado a la plancha (bien cocidos), hidratos de carbono (pasta, arroz...), huevos, verduras hervidas o al vapor y yogures y otros lácteos. Pero también hay que disfrutar comiendo. Si por ejemplo te encantan las patatas fritas y comes un poco de vez en cuando, o si sucumbes a un cruasán de chocolate o a una porción de tarta, el sentimiento de culpa no aporta nada. Evítalos durante los días siguientes y todo irá bien. El equilibrio alimentario se basa en el conjunto de la semana, no en un solo día.

¡Y ojo! En ningún caso hay que tomar suplementos dietéticos o pastillas vitaminadas sin consultarlo con el médico.

EMBRIÓN, FETO, BEBÉ... ¡QUÉ LÍO!

Durante estos nueve meses, oiréis a los especialistas hablar de vuestro futuro bebé utilizando las palabras «embrión», «feto» o «bebé».

Explicación: el **embrión** designa el ovocito, desde el momento de la fecundación hasta el tercer mes. A partir de entonces, todos los órganos están ya formados, así como la placenta, el cordón umbilical y la bolsa amniótica. En ese momento, el embrión pasa a llamarse **feto**, y conserva este nombre hasta su nacimiento, cuando se convierte en un **bebé**.

1er MES
2º MES
3er MES
4º MES
5º MES
6º MES
7º MES
8º MES
9º MES

Mi compañera Marie es «Distilbene»

Hoy al mediodía he comido con Valérie, la compañera que está esperando su segundo hijo, y con Marie, otra compañera que no tiene niños. Hemos hablado mucho del embarazo de Valérie, y yo me tenía que morder la lengua para no soltarlo todo. Pero al mirar a

*Su madre
no podía saberlo...*

Marie, me he dado cuenta de que tenía los ojos llenos de lágrimas. Entonces le he preguntado si se encontraba bien y, con voz apagada, nos ha contado que no conseguía tener hijos. Ha estado embarazada tres veces, pero cada vez lo ha perdido. La última vez, estaba ya de cuatro meses... ¡debe de ser una experiencia durísima! Las primeras veces, su ginecóloga le decía que no tenía por qué preocuparse, pero un día, su madre le contó que había tomado un medicamento, el Distilbene (dietilestilbestrol), cuando estaba embarazada de ella. Y según un artículo que acababa de leer sobre el tema, el Distilbene afecta a la fertilidad de las mujeres que fueron expuestas a este producto en el útero. De ahí, seguramente, los abortos de Marie y sus dificultades para quedarse embarazada... Lo peor, nos ha contado Marie, es que este medicamento ha sido administrado durante más de veinte años a mujeres embarazadas que eran susceptibles de dar a luz de forma muy prematura. Según Marie, su madre tiene un enorme sentimiento de culpabilidad por haber tomado ese medicamento. ¡Es horrible! No podía saberlo...

Marie nos ha contado que a través de Internet ha encontrado una asociación que reúne mujeres que, como ella, han sido expuestas a este medicamento. A algunas de ellas, de momento no les ha afectado la salud en ningún aspecto, en cambio, otras también tienen problemas para tener niños. Y también hay otras que tienen problemas más graves, pero Marie no ha querido entrar en detalles y Valérie y yo no nos hemos atrevido a preguntar.

Me he pasado el resto del día pensando en la historia de Marie. Tiene que ser terrible estar esperando cada mes quedarse embarazada y, cuando lo estás, sufrir porque quizá vas a perderlo. Luego también he pensado en la madre, es terrible sentirse culpable por algo de lo que una no es responsable.

CUANDO SE TIENE UN RH NEGATIVO

Al lado de nuestro grupo sanguíneo A, B, 0 o AB, siempre se encuentra la indicación **+** o **−**. Es lo que se llama el Rh. Cuando una mujer embarazada es Rh negativo mientras que su compañero es Rh positivo, el bebé puede ser también Rh positivo. En este caso, puede ser un problema ya que si la sangre de la futura madre entra en contacto con la del feto, el organismo materno considerará que los glóbulos rojos del bebé son «cuerpos extraños» de los que tiene que defenderse. Por consiguiente, genera anticuerpos (o aglutininas) llamadas anti-D, cuyo objetivo es la destrucción de los glóbulos rojos del feto.

Para el primer embarazo este hecho no representa ninguna amenaza. En cambio, para los embarazos siguientes, la existencia de estos anticuerpos puede causarle complicaciones graves al feto si éste es Rh positivo, puesto que una destrucción de sus glóbulos rojos podría provocarle una grave anemia. Por lo tanto, es esencial evitar la producción de anticuerpos, lo que significa que hay que estar muy atenta durante todo el embarazo e ir rápidamente al médico (en un plazo de tres días) si se sangra o en caso de un choque abdominal importante (provocado por una caída, por ejemplo). Si esto se produjera, el médico le administraría una inyección específica a la futura madre.

En estos últimos años, incluso se recomienda poner esta inyección de forma sistemática a todas la futuras madres que sean Rh negativo a partir de la semana 28 de amenorrea.

1er MES
2° MES
3er MES
4° MES
5° MES
6° MES
7° MES
8° MES
9° MES

Mis amigos ya lo saben

Ya no bebes ni gota de alcohol... ¡seguro que estás embarazada!

¡Cómo son las cosas! Mis amigos ya lo han adivinado. Lo peor es que ha sido un chico el que se ha dado cuenta de que estoy embarazada. Estábamos en un bar celebrando la llegada del famoso vino Beaujolais Nouveau. Todo el mundo con su copa en la mano y picando algo. Y la única que se atiborraba de aceitunas y de cacahuetes sin beber otra cosa que agua era yo. Lógicamente, esta abstinencia les ha parecido sospechosa ya que los años anteriores hacía como todos, probaba el vino y hacía mis comentarios del tipo: «¿Tiende más al plátano o a la fresa el aroma de este año?».

Ha sido Manu, un viejo amigo, el que de repente ha soltado: «¡Laura lleva un bebé en la tripita!». Lo peor, es que en el momento en el que lo ha dicho se había hecho un corto silencio en el bar, por lo que todos lo han oído: Mathieu, Florence, Ludovic, Christophe, Laurent... Todos se me han quedado mirando alucinados. Simón no sabía dónde meterse. Ponía su cara implorante de «¡sácanos de esta situación!». Entonces el bar se ha llenado de aplausos y de «¡viva los futuros padres!». Yo no sabía cómo reaccionar. Lo único que he sido capaz de decirle a Manu es: «¿y como lo has adivinado?». A lo que ha contestado: «ya no bebes ni una gota de vino, te pasas el día comiendo... ¡seguro que estás embarazada!». Así que he confesado. No se lo podían creer. Han brindado con Simón y a mí me han pedido un zumo de naranja para que celebrara con ellos con un mínimo de dignidad la llegada del Beaujolais Nouveau.

He oído a alguien que gritaba: «¡Ha llegado el *bebé Nouveau*!». Luego, como estaba cansada y en cuanto dejaba de comer me entraban unas náuseas insoportables, me he venido para casa. Eso sí, les he hecho prometer que no dirían nada a Ingrid ni a Fabienne, que hoy no habían venido, me gustaría decírselo yo misma. Veremos si saben cumplir una promesa...

UN PIPÍ EN UN BOTE DE PLÁSTICO

Prácticamente en cada visita de embarazo, le tendréis que llevar a vuestro médico o comadrona una muestra de orina de primera hora de la mañana. El objetivo es detectar una posible presencia de albúmina (proteína de sangre) o de glucosa.

Una eventual presencia de **albúmina** puede significar un inicio de toxemia (véase pág. 171), por lo que habrá que controlarlo.

Si se detecta **glucosa**, se realizan pruebas complementarias (análisis de sangre) para comprobar si se trata de un diabetes gestacional (véase pág. 129). Si fuera el caso, la futura madre tendrá que seguir una dieta especial durante todo el embarazo.

También pueden pedirte un análisis de la orina en caso de fiebre o de sensación de quemazón al orinar para detectar una posible infección y aplicar un tratamiento antibiótico.

¿CUÁNDO TOCA COMUNICAR EL EMBARAZO?

En el trabajo La legislación española no establece la obligación de comunicar el embarazo en una fecha concreta. Pero si el puesto de trabajo conlleva algún riesgo para la salud de la trabajadora o la del bebé durante el embarazo, la empresa debe saberlo cuanto antes para que se adopten las medidas oportunas en materia de prevención de riesgos. Del mismo modo, se ha de comunicar si solicitamos el permiso para las visitas médicas prenatales y/o la preparación al parto, que la empresa está obligada a concedernos.

A tu ginecólogo Cuanto antes, mejor. A partir de la fecha de tu última regla y de tu historial médico, establecerá el calendario de visitas, análisis y ecografías que deberás realizar. También te podrá orientar sobre un sinfín de dudas (sobre alimentación, ejercicio, síntomas, etcétera) que te puedan surgir.

1er MES
2º MES
3er MES
4º MES
5º MES
6º MES
7º MES
8º MES
9º MES

He tenido una pesadilla

Esta noche he tenido una pesadilla horrible. He soñado que un bebé gigante me perseguía. No sé por qué lo hacía, pero era feísimo, parecía un obeso e inmundo hombre michelín... Le costaba andar, avanzaba vacilando y parecía a punto de caerse encima

¿Realmente me apetece?

de mí y aplastarme con todo su peso. Llevaba un biberón en la mano, iba en pañales y tendía los brazos hacia mí. No parecía amenazante, al contrario, parecía más bien amistoso y reclamaba mimos. Pero en mi sueño, me daba mucho miedo. Me he despertado sobresaltada y sudando. No me había ocurrido desde que estaba en COU y soñaba con que la persona que me examinaba en los exámenes orales era el Joker de los cómics de Batman. Como de costumbre, Laura dormía tranquilamente. Con ese ligero ronquido que tiene desde que está embarazada. No me he atrevido a despertarla para contarle mi terrible pesadilla, pero he pensado en ese bebé que crece en su vientre y que también es mi pequeño. De repente, me he sentido mucho menos tranquilo que de costumbre al pensar en ese niño. Y es que su llegada nos va a cambiar mucho la vida. Nos ocupará mucho tiempo. No podremos hacer lo que queramos cuando tengamos ganas... ¿Realmente me apetece?

Con todas estas preguntas dándome vueltas por la cabeza, no conseguía dormirme. Lo peor es que deseaba con todas mis fuerzas volverme a dormir rápidamente, porque esta mañana tenía una reunión importante. Pero en cuanto cerraba los ojos volvía a aparecer aquel enorme bebé con los brazos tendidos hacia mí intentando abrazarme. ¡Qué mal lo pasé! Al final, me tumbé en el sofá frente al televisor. No me acuerdo de lo que miraba, pero me dormí esta mañana. Laura ha venido a despertarme preguntando qué narices había pasado esa noche. No me he atrevido a contarle que un horrible bebé gigante me había estado persiguiendo en sueños.

Preguntas y respuestas

ESTOS VÓMITOS LLAMADOS INCOERCIBLES

Alrededor de un 2% de las mujeres embarazadas sufren de vómitos incoercibles (o sea, que no pueden controlar). Son muy diferentes de las náuseas del embarazo y de los eventuales pequeños vómitos que los acompañan (sobre todo por la mañana). De hecho, estos vómitos pueden provocar una significativa pérdida de peso ya que te hacen devolver todo lo que comes. Es difícil decir a qué se deben estos vómitos, pero lo que sí es seguro es que pueden debilitar gravemente a la mujer embarazada.

Para evitarlo, es conveniente avisar al médico para que nos administre un tratamiento adecuado. En primer lugar, puede recetar medicamentos que reduzcan los vómitos. Pero si no son eficaces, habrá que hospitalizar a la futura madre para que descanse y se le pueda administrar una dosis más fuerte. Generalmente, todo vuelve a su cauce en una semana y al final del primer trimestre han desaparecido por completo.

LAS MICOSIS DEL EMBARAZO:
NO SON GRAVES, PERO ¡TAN MOLESTAS!

Se trata de una infección sin gravedad real causada por la proliferación de un hongo (el *Candida albicans*) que puede aparecer en pequeñas cantidades en la mucosa vaginal. Las micosis pueden ser más frecuentes durante el embarazo por el trastorno hormonal. En caso de sensación de picor o escozor y de pérdidas blancas y abundantes, no vale la pena esperar, mejor acudir directamente al médico.

El tratamiento es muy sencillo. El médico receta unos óvulos vaginales y una crema antifúngica. **Generalmente, en pocos días desaparece**, siempre que tu pareja también haya seguido un tratamiento en caso de presentar síntomas (quemazón, picor...).

No olvides las precauciones a tomar en estos casos: llevar ropa interior de algodón y utilizar un jabón alcalino para la higiene íntima.

1er MES
2º MES
3er MES
4º MES
5º MES
6º MES
7º MES
8º MES
9º MES

Tercer mes

TODO ESTÁ EN SU SITIO

El bebé

La embriogénesis ha llegado al final, lo que significa que todos los órganos del futuro bebé ya están presentes aunque, por supuesto, todavía no están listos para funcionar. Sus rasgos se van dibujando. Los ojos, que estaban a los lados, se han ido juntando hacia el centro de la cara. Los labios ya han tomado forma y la frente sigue siendo abultada. Las células de su cerebro se multiplican a una velocidad vertiginosa. Al final del mes, medirá cerca de 10-11 centímetros y pesará entre 45 y 60 gramos.

La madre

Se observa el cuerpo para detectar las primeras curvas de mujer embarazada. En algunas, ya se pueden apreciar. Es normal, el útero ya ha adquirido la medida de un pomelo. Generalmente está ansiosa por hacer la primera ecografía.... Paciencia, sólo quedan unos días de espera.

Una embarazada
se hace muchas pruebas

A este paso, acabaremos siendo íntimas la señora de las analíticas y yo.

Acabo de hacerme una analítica, la segunda desde el inicio del embarazo. Se ve que la prueba de la toxoplasmosis ha dado positivo. Me lo ha dicho la señora de las analíticas, la misma que nos dijo que estaba embarazada. Cuando le he preguntado qué significaba eso me contestó: «Significa que ya has pasado la toxoplasmosis, así que no tendrás que hacerte más pruebas de control para esto. O sea, que todo bien». Vale. Pues no tenía ni idea de que ya había pasado la toxoplasmosis. Pero tampoco le he dado muchas vueltas al tema porque lo principal es que todo vaya bien. Además, si me puede ahorrar más pinchazos, mejor que mejor.

Y es que hay que hacerse un montón de pruebas cuando estás embarazada: entre los análisis de orina para asegurarse de que no tienes azúcar ni albúmina (que no sé muy bien lo que es, pero que me ha quedado claro que mejor es no tenerla), las analíticas para saber el grupo sanguíneo, las destinadas a detectar si somos inmunes a tal o cuál enfermedad, si tenemos suficiente hierro, etcétera. Tengo la impresión de que siempre hay que controlar algo. A este paso, acabaremos siendo íntimas la señora de las analíticas y yo. Ella, en cualquier caso, lo sabrá todo sobre mí. Yo no sé cómo lo viven las otras embarazadas, pero yo lo encuentro un poco pesado. Además, es raro, por un lado mi ginecóloga me ha dicho varias veces que haga vida normal sin preocuparme, porque el embarazo, aunque sea un estado especial, no es una enfermedad. Pero por otro lado, te hacen tantas pruebas que parece que estés enferma... Aunque me imagino que todas estas pruebas son útiles, probablemente se hagan para el bien de las futuras madres y de los bebés.

UN MÍNIMO DE CINCO VISITAS
PARA UN BUEN SEGUIMIENTO DEL EMBARAZO

Durante estos nueve meses, tendréis cita con el ginecólogo (o la comadrona, depende de la función de cada visita), un mínimo de cinco veces, que pueden ser siete u ocho. Esto en el caso de que os atiendan en un centro de la Seguridad Social. En el caso de la medicina privada, puede haber más visitas y, sobre todo, más pruebas (ecografías...), según lo que el médico considere oportuno y lo que se le pida. La primera visita se realiza lo antes posible, cuando una se da cuenta de que está embarazada (en el segundo mes de amenorrea), y la segunda antes de la semana 12. Luego, las visitas se van programando aproximadamente cada mes, hasta la semana 40, en la que se convierten ya en quincenales. En la primera visita, el médico o comadrona te solicita unos datos para rellenar tu historial:

Edad.

Estado general de salud (si se sufren alergias conocidas, asma, si se tiene tendencia a padecer cistitis es el momento de decirlo).

La fecha de la última regla (FUR) para fechar el embarazo.

Antecedentes personales y familiares: abortos espontáneos, interrupciones del embarazo, etcétera.

Luego, en cada visita de control te realizan unas pruebas analíticas y exploratorias que pueden variar según los protocolos de cada Área de Salud, pero como mínimo a todas las mujeres se les debe realizar: **control de peso**, **tensión**, **crecimiento uterino** (a partir del cuarto mes con una cinta métrica de costurero) y **vitalidad fetal**, todo ello para controlar el buen desarrollo del feto. A partir del séptimo mes, también se palpa el vientre de la madre para situar el feto y localizar su cabeza y sus miembros.

Algunos médicos realizan un examen ginecológico para comprobar que el útero está bien cerrado. Y siempre os iréis con la petición de llevar un botecito con una muestra de orina en ayunas (véase pág. 45) la próxima vez y, en algunos casos, una solicitud de análisis de sangre.

Además del seguimiento médico, las visitas también son ocasiones que hay que aprovechar para hablar del embarazo, comentar tus inquietudes y obtener respuestas a tus dudas. Así que no hay cortarse a la hora de hablar con el médico o la comadrona, aunque parezca que tenga prisa para terminar o tengas miedo de que tus dudas sean muy tontas.

¿Un estornudo puede provocarme un aborto?

He llamado a mi ginecóloga para preguntárselo y me ha asegurado que no.

Esta mañana me he levantado con un resfriado espantoso. Estoy todo el rato con el pañuelo en la nariz y no paro de sonarme... Tengo la nariz como una patata roja de tan hinchada e irritada. No tengo fiebre, no tengo tos, pero estornudo mucho. Y cada vez que estornudo, tengo miedo de perder el bebé. Tengo la impresión de que hago tanta presión sobre mi abdomen que estoy empujando a la criatura hacia abajo y hacia fuera. Ya sé que es ridículo, pero he llamado a mi ginecóloga para preguntarle si realmente esto podía ocurrir y me ha asegurado que no. Es imposible provocar un aborto con un estornudo. Aunque batiera el récord de estornudos por minuto con una violencia de viento fuerza siete, es simplemente imposible. Mejor, pero en cualquier caso es muy pesado estornudar tanto. Mi ginecóloga me ha dicho que no se podía hacer gran cosa aparte de esperar que se me pase y descansar. Así que, ¡paciencia! Lástima, este fin de semana teníamos que hacer un montón de cosas, pero al final nos quedaremos en casa. Ni cine, ni amigos... Me quedaré tumbada en el sofá tomando té con miel, comeré y dormiré... ¡Al menos mientras como y duermo no tengo náuseas!

CONTRA LA RUBÉOLA, CONTROLES REGULARES

Esta enfermedad infantil cuyos síntomas son la fiebre, ganglios inflamados y granitos en la cara, en las axilas y en los pliegues de las ingles es totalmente benigna, **excepto para la mujer embarazada.** De hecho, puede causarle al feto un retraso mental considerable, sordera o ceguera, entre otras cosas.

Por suerte, muchas mujeres ya están inmunizadas porque ya habían tenido la enfermedad de pequeñas o están vacunadas. En caso de no estarlo, ya es demasiado tarde para vacunarse, así que es muy importante evitar el contacto con cualquier persona que pueda ser portadora del virus (especialmente los niños pequeños). La primera analítica (véase pág. 37) permite confirmar si estás inmunizada.

El virus es muy contagioso. Tiene un tiempo de incubación de dos semanas antes de la aparición de los síntomas, por lo que se puede estar con personas enfermas sin saberlo.

Durante las primeras 18 semanas de embarazo se verifica cada mes, con un análisis de sangre, si la futura madre ha sido infectada por el virus. Luego ya no hace falta porque ya no hay riesgo de malformación fetal. Si desgraciadamente lo has cogido, el ginecólogo puede mandar hacer pruebas (ecografía y amniocentesis) para saber si el feto se ha visto afectado. Si lo ha sido, la gravedad de esta infección puede justificar plantearse una interrupción médica del embarazo.

LAS EMBARAZADAS
PREFIEREN A LOS HOMBRES SANOS

¿Qué atrae a las mujeres embarazadas? Algunos investigadores han estudiado la cuestión... y han llegado a la conclusión de que los hombres con aspecto sano y equilibrado son los que seducen a las futuras mamás. Según ellos, esta preferencia está ligada a una necesidad inconsciente de proteger su bebé (aspecto sano y equilibrado igual a buen padre). En cambio, cuando se encuentran en la fase de ovulación, las mujeres se muestran más atraídas por los hombres viriles, caracterizados por una mandíbula cuadrada y los pómulos marcados. ¿Quién dijo que *la donna è mobile*? Una cuestión hormonal, sin ninguna duda.

¿Ley de vida?

Hace un rato ha sonado el teléfono. Era mi padre. Me ha llamado para decirme lo que ya me temía: su padre, mi abuelito, nos ha dejado esta mañana, en el hospital. Estaba enfermo, muy débil... tenía ochenta y un años.... Me imagino que, desde un punto de vista racional, tengo que pensar que es normal. Pero, sencillamente, no lo consigo. Pienso que se ha ido antes de saber que estaba embarazada y esto me entristece aún más. Esperaba verlos en apenas quince días para anunciarles la noticia, a él y a la abuelita. No debería haberlo hecho. Aunque, por otra parte, tampoco tiene mucha importancia. No habría cambiado nada. Tengo la horrible sensación de que mi bebé lo ha echado fuera de la vida. Como para cogerle el sitio. Es ridículo, ya lo sé, pero lo siento así. Me cuesta pensar de forma razonable. Lloro y pienso en este bebé que llevo en mi vientre. ¿Siente mi pena? Y a la vez, me siento feliz, a pesar de todo, de que esté ahí... De hecho es todo muy confuso. Pienso en mi abuelito que no conocerá nunca a mi hijo, pienso en todos los momentos vividos con él... Pienso en mi otro abuelo, que murió hace diez años... Entre dos ataques de llanto consigo pensar que tengo suerte de haber tenido bonitos recuerdos con ellos: las vacaciones en la playa, los miércoles por la tarde en el parque con una buena pausa en la pastelería, las compras en la plaza, las siestas veraniegas en las que dormitaba en el sofá acunada por los soporíficos comentaristas del Tour de Francia... cositas muy simples de la vida. Espero que mi hijo pueda disfrutar, tanto como yo, de sus abuelos. Espero que tenga una infancia marcada por las vacaciones con ellos y que pueda, él también, acumular un montón de bonitos recuerdos. Se me hace extraño tener que despedirme de él cuando llevo la vida dentro de mí.

Espero que mi bebé pueda disfrutar de sus abuelos.

PRIMERA ECOGRAFÍA: PRIMERA CITA CON EL BEBÉ

Este gran momento lleno de emoción que esperamos con impaciencia, la ecografía, es también, y especialmente para los médicos, un examen esencial que permite controlar que todo se desarrolle correctamente tanto para el feto como para su madre.

¿Cuándo se realiza? Entre las 11,5 y las 13,5 semanas de gestación.

¿Cómo? Muchos médicos utilizan una sonda que van desplazando por encima de la zona abdominal tras aplicarle un gel especial. En estos casos, es mejor que la vejiga esté llena. Sin embargo, para una mejor visibilidad, algunos utilizan una sonda vaginal protegida por un preservativo, y entonces la vejiga debe estar vacía. Aunque el procedimiento puede resultar un poco molesto para algunas mujeres, no representa ningún peligro ni causa ningún dolor.

¿Qué se mira? El ecografista empieza por detectar el número de embriones. Luego, mide la longitud cráneo-caudal (desde el cráneo hasta el coxis) y el diámetro biparietal (la anchura del cráneo). Estos dos datos permiten establecer la «edad» del embrión y, por consiguiente, fechar el embarazo con un margen de error de unos tres días. El ecografista comprueba que el embrión posee sus cuatro extremidades, aunque sean minúsculas. También controla su vitalidad y escucha los latidos de su corazón (el ritmo cardiaco es muy elevado, unos 150 latidos por minuto, comparado con el corazón de un adulto que late a unos 70). El ecografista mide también el pliegue nucal, es decir, el grosor del espacio que queda bajo la nuca del embrión, lo que permite evaluar el riesgo de padecer Síndrome de Down. En caso de duda, hay que realizar una biopsia del trofoblasto (véase pág. 65) para obtener un diagnóstico definitivo.

Y, para finalizar, esta primera ecografía también es la ocasión para comprobar si la futura madre tiene un fibroma o un quiste que pueda comprometer o complicar el buen desarrollo del embarazo.

Mi ginecóloga dice
que he engordado mucho

*Es normal,
no paro de comer...*

Hoy he ido a ver a mi ginecóloga de siempre por
última vez. En adelante, iré al tocoginecólogo del
centro de salud que me recomendó. Me sorprende
que me recomendara ese centro porque está a varios kiló-
metros de mi casa. Eso sí, está al lado de donde vive mi abuela. En esa misma
clínica mi tía tuvo a mi primo, hace más de treinta años.

Mi ginecóloga ha aprovechado esta última visita para echarme una bronca. ¡He engordado tres kilos en el último mes! Normal, no he parado de
comer, sólo se me pasan las náuseas cuando como pan o tostadas. Así que,
claro, ¡engordo! Lo curioso es que no tengo la impresión de haber engordado mucho, supongo que los kilos se han repartido bastante bien por todo el
cuerpo. O bien el bebé se lo ha quedado todo. Es lo que le he dicho a la doctora cuando me mandaba ponerme a dieta, pero no la he convencido. Le he
pedido a Simón que me vigile y que me prohíba los dulces, los pasteles y los
fritos. Tengo que comer verdura hervida y pescado a la plancha. ¡Menudo
menú! Pero la verdad es que sus argumentos eran sólidos, me ha dicho que
era por la salud del bebé, y de la mía, y para que me resulte más fácil después
del parto recuperar la línea. Para lo de recuperar la línea, todavía hay tiempo,
¡el parto queda todavía tan lejos! Haré un régimen después del parto. De
hecho, cuando ya no tenga náuseas estoy segura de que dejaré de picar todo
el día. Así que automáticamente dejaré de engordar. Quizá no tenga ni que
hacer régimen. He intentado explicárselo a Simón al salir de la consulta, pero
no ha querido escucharme y ha decidido que a partir de hoy empezaba mi
régimen sin patatas fritas.

MÉDICO, COMADRONA Y GINECÓLOGO: ¿TODOS HACEN EL SEGUIMIENTO DEL EMBARAZO?

Hay tres tipos de profesionales que pueden realizar el seguimiento de las mujeres a lo largo de su embarazo: los médicos de cabecera, los ginecólogos y las comadronas.

Los médicos de cabecera No todos se ocupan de las mujeres embarazadas y, generalmente, los que sí lo hacen han seguido una formación específica. Sin embargo, no pueden asistir a la mujer durante el parto. Así que a partir del octavo mes, como máximo, tienen que pasar el relevo a un tocoginecólogo que sí estará presente el día del parto (en el caso de la medicina privada; en el caso de la Seguridad Social, el día de parto te atiende el equipo que esté de guardia ese día).

Los tocoginecólogos Son los especialistas del embarazo por excelencia, lo que da tranquilidad a muchas madres. Sin embargo, algunos de ellos sólo hacen el seguimiento del embarazo pero no se encargan de los partos (esto sucede en la Seguridad Social). A menudo se les reprocha el hecho de privilegiar el aspecto puramente médico del embarazo y no preocuparse mucho por las pequeñas molestias sin gravedad que acostumbran a sufrir las embarazadas (náuseas, cansancio, etcétera). Por otra parte, tampoco suelen interesarse por lo que sienten las futuras madres («¿Seré una buena madre? ¿Por qué mi compañero está muy distante?»). Aunque esto también depende en gran medida de la personalidad del médico.

Las comadronas También son especialistas del embarazo, pero no son médicos. Tienen fama de saber escuchar mejor, por lo que las futuras madres tienden a abrirse más con ellas y contarles sus dudas y miedos: su sexualidad que no pasa por su mejor momento, el futuro padre que está raro, etcétera. Generalmente se acude a la comadrona del mismo centro de salud del tocoginecólogo, pero también hay comadronas que tienen su propia consulta.

Vale la pena saber Puedes empezar el embarazo únicamente con el seguimiento de una comadrona, pero si se produce alguna complicación (una infección que pudiera comprometer el buen desarrollo del embarazo, una toxemia gravídica, por ejemplo), el tocoginecólogo debe tomar el relevo. De la misma forma, una comadrona puede asistir el parto, pero en caso de que haya que utilizar fórceps o realizar una cesárea, será el tocoginecólogo quien lo llevará a cabo.

1er MES
2º MES
3er MES
4º MES
5º MES
6º MES
7º MES
8º MES
9º MES

Hemos oído los latidos de su corazón

¡Es increíble! Hoy me han hecho la primera ecografía. He visto a mi bebé, que ya se parece mucho más a un bebé de lo que hubiera pensado. He visto sus manitas, su columna vertebral... ¡es genial! No paraba de moverse y de hacer volteretas para todos los lados. Es una pasada lo que se mueve.

Simón ha preguntado si era normal...

El ecografista nos ha dicho que el pequeño medía seis centímetros. Ha congelado la imagen varias veces para tomar medidas. Pero, sobre todo, nos ha dejado escuchar su corazón. Era una sensación mágica. De repente, hemos empezado a oír un fuerte bum-bum. Su corazón latía muy deprisa. De hecho, latía tan deprisa que Simón ha preguntado si era normal. Antes de contestarnos, el ecografista nos ha sonreído y nos ha dicho: «¡Cómo se nota que estáis esperando el primero! La rapidez de los latidos del corazón acostumbra a sorprender a los padres primerizos».

Yo estaba hipnotizada por la pantalla, pero en un momento dado he vuelto la cabeza para mirar a Simón y tenía lágrimas en los ojos. Hasta he visto que una de ellas le resbalaba por la mejilla... Me ha emocionado. Para él, es su primer encuentro con el peque. Para mí también, pero yo llevo el bebé dentro de mí, y no es lo mismo.

Lo único negativo de esta ecografía es como ha ido todo. Yo pensaba que me pondrían una sonda en la barriga, así que había hecho lo típico de las películas: beber muchísima agua, hasta el punto de que casi me explota la vejiga e inundo la moqueta de la sala de espera. Y total, para nada. Me han hecho una ecografía por vía vaginal porque se ve que se obtiene una imagen de mayor calidad. Quizá sí, pero la verdad es que me sentía un poco incómoda. El lado positivo ha sido que he podido ir al baño enseguida...

OBJETIVO: DETECTAR EL SÍNDROME DE DOWN

La detección precoz del Síndrome de Down (trisomia 21), un aspecto importante del principio del embarazo, requiere la realización de varias pruebas.

La primera ecografía Se realiza entre la semana 11,5 y 13,5 de amenorrea. Entre otras cosas, en la ecografía se mide el grosor de la nuca del feto (llamado claridad nucal). Es un indicador muy importante. Más allá de un cierto espesor, el médico puede sospechar que el feto sufra de Síndrome de Down y recomiende realizar un biopsia del trofoblasto (véase pág. 65).

El triple *screening* **(o HT 21)** Se acostumbra a realizar justo tras la primera ecografía a todas las futuras mamás que así lo deseen. Permite detectar la presencia de ciertas hormonas específicas en la sangre. A partir de un determinado nivel de presencia, revelan una posibilidad elevada de anomalía cromosómica.

Para hacerse una idea del riesgo global de que el feto padezca Síndrome de Down, se cruzan los resultados de la analítica con las mediciones de la claridad nucal y la edad de la futura madre. En caso de duda, se realiza una amniocentesis.

La amniocentesis Es una punción del líquido amniótico que permite obtener células fetales. Estas células son sometidas a un cultivo y estudiadas por un especialista (un citogenetista) que cuenta los cromosomas. Si se identifican tres cromosomas 21 en lugar de los dos que debe haber normalmente, ya no cabe ninguna duda del diagnóstico: el feto tiene Síndrome de Down.

A tener en cuenta Aunque sea practicada por un equipo experimentado, la amniocentesis conlleva un riesgo de provocar un parto prematuro que oscila entre el 0,5 y el 1%.

1er MES
2° MES
3er MES
4° MES
5° MES
6° MES
7° MES
8° MES
9° MES

Primera ecografía

Hemos hecho la primera ecografía. Ha sido uno de los momentos más especiales de mi vida. He visto a un bebé que no paraba de moverse. Tiene un corazón que late como un loco y, al oírlo, el mío se ha puesto a latir todavía más rápido. En cuanto ha aparecido la imagen en pantalla, me he quedado tan cautivado que se me ha olvidado lo pesada que se había puesto Laura esa mañana antes de la ecografía.

¡Voy a ser papá!

Estaba convencida de que tenía que beber el equivalente de dos botellas de agua antes de que la examinaran. Así que, por supuesto, cuando hemos llegado tenía tantas ganas de ir al baño que se ha puesto insoportable. Al sentarme en el sofá de la sala de espera, la he rozado ligeramente y ella me ha montado un número porque decía que la había empujado, por lo que todavía tenía más ganas de ir al baño y que no-me-podía-dar-cuenta-de-lo-duro-que-es... o sea, que estaba IN-SO-POR-TA-BLE. Y para acabarlo de rematar, el ecografista nos ha retrasado la visita media hora. Pero la guinda ha llegado cuando le ha preguntado a Laura si tenía la vejiga vacía. Ella le ha contestado que al contrario, que la tenía a punto de reventar, a lo que él le ha respondido que ahora las cosas habían cambiado. Se ve que actualmente la primera ecografía a menudo se hacer por vía vaginal. Laura le ha replicado que a sus amigas les habían hecho las ecografías con una sonda en la barriga y que ella quería lo mismo. El ecografista le ha contestado: «Mire señora, aquí las cosas se hacen así». Me he tenido que pelear para que Laura entrara en razón, pero al final ha aceptado cuando el médico le ha prometido que si realmente se sentía muy incómoda, volvería al «viejo método». Pero en cuanto hemos visto aparecer el bebé en pantalla, la tensión ha desaparecido. Al salir, los dos estábamos riendo. No he podido evitar decirle a la primera persona con la que nos hemos cruzado: «¡Voy a ser papá!». De repente, me he dado cuenta de que era la primera vez que pronunciaba esas palabras.

¿TROFOBLASTO Y PLACENTA: QUÉ SON?

El **trofoblasto** es el nombre que se da a la placenta durante los 3 primeros meses de embarazo. Aparece en el momento en que el embrión se pega a la pared uterina, unos 6 días después de la fecundación.

Pasados los tres meses, toma el nombre de **placenta.**

La placenta tiene un papel esencial durante el embarazo.

Produce hormonas imprescindibles para el buen desarrollo de esos nueve meses.

Garantiza los intercambios de oxígeno, CO_2, agua, azúcar y nutrientes entre la circulación sanguínea de la madre y la de feto. Por lo tanto, gracias a ella, el feto «respira», «bebe» y «come».

Constituye una importante barrera de protección contra las infecciones (como las cistitis, por ejemplo). Sin embargo, algunos virus, parásitos y medicamentos pueden atravesar la barrera placentaria y dañar seriamente al feto. Lo mismo que ocurre con la nicotina, el alcohol y las drogas.

Permite que el organismo materno acepte el embarazo. Y es que el feto, de alguna forma, es un cuerpo extraño para la madre (como si se tratara de un órgano trasplantado), y la placenta evita el rechazo.

¿Lo sabías? Al final del embarazo, la placenta mide 20 cm de diámetro por 3 cm de grosor, y su peso oscila entre los 500 y los 600 gr.

1er MES

2° MES

3er MES

4° MES

5° MES

6° MES

7° MES

8° MES

9° MES

¿A quién se lo decimos primero?

Ya está, dentro de una semana daremos la noticia. Casi habremos llegado al final del tercer mes, será el buen momento. De todas formas, ya se empieza a notar. He engordado tanto que ya no puedo abrocharme los vaqueros. La última vez que vi a mi madre, se fijó en que los llevaba desabrochados. No sé si sospecha algo. Me extrañaría, porque es bastante despis-

¿Y por qué no a MI madre?

tada. Por ejemplo, no estoy segura de que haya asociado mi vaquero desabrochado con el hecho de que ya no tome café. Simón y yo nos preguntábamos a quién se los diríamos primero. Para mí estaba clarísimo que la primera en saber la noticia tenía que ser mi madre. Pero cuando se lo dije a Simón, contestó: «¿Y por qué no a la mía?». Y, de hecho, tiene razón. ¿Por qué no se lo tendríamos que decir primero a su madre? También me gustaría decírselo pronto a Fabienne. Y a Ingrid. Y a Florence... y a mi hermano... En cuanto a mi jefa, todavía no sé cómo se lo voy a decir. Estoy dudando entre «estoy embarazada» y «estoy esperando un niño»... ¡Lo único que espero es que no se lo tome mal! Recuerdo que cuando Ingrid le dijo a su jefe que esperaba su segundo hijo, le contestó: «¡Otra vez! ¡Pero si siempre estás igual!». Y estaba exagerando porque los dos niños se llevan tres años.

En cualquier caso, en cuanto a nuestras madres, Simón y yo hemos encontrado una solución justa: se lo diremos por teléfono. Llamaré a mi madre con nuestro teléfono fijo y le diré que avise a papá para que esté a su lado, y Simón llamará a la suya con el móvil. Pondremos el altavoz y les diremos juntos que estamos esperando un niño. Luego, iremos a ver al padre de Simón y a su mujer para decírselo a ellos también. Así, los futuros abuelos se enterarán todos el mismo día. Me pregunto cómo van a reaccionar...

ALCOHOL Y TABACO:
¡A EVITAR A CUALQUIER PRECIO!

Oficialmente os dirán que durante estos nueve meses la norma consiste en cero alcohol y cero cigarrillos. Pero como, por supuesto, el mensaje será más efectivo si estás convencida de que es mejor llevar un embarazo sin tabaco ni alcohol, a continuación te contamos qué le pasa al bebé cuando tomas una copa o inhalas una bocanada de humo, puesto que la placenta no filtra ni el alcohol ni los tóxicos que hay en un cigarrillo.

El alcohol pasa rápidamente a la sangre del feto por lo que el pobre recibe una buena dosis. Sus órganos son más sensibles durante el primer trimestre, pero su sistema nervioso central, en cambio, sigue siendo vulnerable durante los nueve meses. No existe un límite por debajo del cual el alcohol no sea tóxico. Un consumo regular, aunque mínimo, puede conllevar un retraso en su desarrollo, trastornos del comportamiento, un déficit intelectual o malformaciones. Así que, por supuesto, ¡las cogorzas están totalmente prohibidas!

Y en cuanto al tabaco, la situación es muy clara, cada vez que la futura madre fuma un cigarrillo, el bebé sufre de falta de oxigenación durante unos minutos. Así, el tabaco es el responsable del retraso del crecimiento y favorece la aparición de la hipertensión arterial.

AHORA QUE YA LO SABES TODO, ¡TÚ MISMA!

Si estás enganchada (a los diez pitillos al día, a la copita de vino por la noche...) y quieres recibir ayuda para dejarlo, háblalo con la comadrona o el médico. Ellos te podrán orientar sobre los diferentes métodos adaptados al embarazo. ¡Aprovecha esta ocasión para dejarlo!

1er MES 2° MES 3er MES 4° MES 5° MES 6° MES 7° MES 8° MES 9° MES

63

Mi amigo Benoît
ha reaccionado de forma rara

*Me ha preguntado
si había sido un
accidente.*

Hoy me he visto con Benoît. Es mi más viejo amigo,
nos conocemos desde la escuela. Quería verlo a
solas para contarle que voy a tener un hijo. Le he llamado esta mañana para quedar en un pub por la tarde,
después del trabajo. Cuando he llegado, él ya estaba ahí,
bebiendo una cerveza y leyendo una revista. Yo estaba muy contento de
anunciarle la gran noticia, pero cuando me he plantado delante de él, me ha
dicho: «No me digas que te vas a casar...», lo que me ha quitado un poco la
ilusión, pero le he contestado: «No, simplemente, ¡voy a ser padre!». Y ahí
ya he visto que se ha quedado bastante descolocado. Me ha preguntado si
había sido un accidente y me ha parecido sorprendido cuando le he dicho
que no, que lo deseábamos mucho. Estaba muy sorprendido de que quisiera
tener un hijo, entonces me ha sonreído sinceramente y me ha dicho: «¡Pues
felicidades, colega!». Luego, me ha hecho un montón de preguntas sobre
cómo se encontraba Laura, sobre su estado de ánimo, sobre lo que yo sentía... Al rato me ha dicho que él no quería tener hijos y que, de momento,
estaba muy contento de que su compañera, Catherine, con la que lleva seis
años, no sacara el tema a relucir. Ha añadido que se sentía totalmente incapaz de asumir la responsabilidad de un bebé y que me consideraba muy
valiente por lanzarme en esta aventura. He intentado sacarle hierro al tema y
he bromeado diciendo que sin duda había que ser bastante inconsciente para
tener un hijo. En realidad, no sabía qué contestarle. Me volvieron a la cabeza
las imágenes del bebé obeso, pero no me atrevía a decírselo. Le conté mi
emoción en el momento de la ecografía y al oír el corazón del bebé que latía
a toda velocidad. No le he confesado que tenía un montón de dudas: ¿Qué
tipo de padre seré? ¿Estaré a la altura? Pensándolo bien, quizá Benoît sea más
razonable que yo...

Preguntas y respuestas

ANTOJOS Y ASCOS: ¡HAY QUE ESCUCHARSE!

Tradicionalmente se cuenta lo de las fresas... en pleno mes de enero, claro; en una época en la que en nuestra latitud, encontrar una bandejita de esta fruta es una misión totalmente imposible. Para otras mujeres, se trata de pepinillos, de chocolate... Estos irresistibles antojos de mujer embarazada pueden ser más o menos reales y más o menos frecuentes. Más allá de formar parte incontestable del folclore del embarazo, algunos piensan que podrían estar ligados a las modificaciones hormonales y físicas. Sin embargo, no se conoce bien el mecanismo que podría causarlos. Algunos aseguran que corresponden a las necesidades reales del organismo: las ganas de comerse un yogur responderían por ejemplo a una falta de calcio, mientras que los antojos de chocolate permitirían satisfacer una pequeña deficiencia de magnesio... pero no está probado. Otros piensan que sencillamente las mujeres embarazadas se escuchan demasiado y se vuelven un poco caprichosas para que las mimen.

En definitiva, sea como fuere, mejor disfrutar comiendo lo que apetece mientras no se caiga en excesos ni se lleve una alimentación desequilibrada.

En cuanto a los ascos, generalmente están causados por alimentos que nos cuesta digerir. En este caso, no tiene ningún sentido forzarse (¡sobre todo si producen náuseas!).

LA BIOPSIA DEL TROFOBLASTO

Cuando el espesor de la claridad nucal se encuentra por encima de las normas, el médico pide realizar una biopsia del trofoblasto. Se trata de un examen delicado, que se lleva a cabo entre la semana 11 y 13 de amenorrea. Permite analizar los cromosomas (para detectar una posible trisomia 21 o Síndrome de Down) y de algunos genes del feto para detectar enfermedades hereditarias.

Tras una anestesia local y guiado mediante ecografía, el tocólogo extrae, a través de la piel abdominal, encima del pubis, unos milímetros de trofoblasto (de aspecto similar a una alga blanca) con una pinza o una aguja.

No se trata de una operación cualquiera, ya que conlleva un riesgo de provocar un aborto espontáneo en un 1% de las intervenciones.

1er MES | 2° MES | 3er MES | 4° MES | 5° MES | 6° MES | 7° MES | 8° MES | 9° MES

Se ve que hemos hecho las cosas al revés

Mi madre ha dicho: «¡Ya me lo imaginaba!», y mi padre ha exclamado: «¡Felicidades!». Mi suegra nos ha dicho: «Qué alegría, no sabía que lo teníais planeado...», y su marido, entusiasmado, ha encontrado que era «...una muy buena noticia». La mujer del padre de Simón estaba muy emocionada al darnos un par de besos. En cambio, mi suegro no ha mostrado

¡No me esperaba esos comentarios de nuestras familias!

mucha emoción. Sólo nos ha dicho: «Muy bien, pero ya que habéis decidido hacer las cosas al revés, espero que haréis los papeles necesarios...». Al oírlo, Simón y yo nos hemos mirado con cara de no entender nada. «Hacer las cosas al revés»; no sabíamos a qué se refería. Hasta que hemos pillado que hablaba de boda. De hecho, para el padre de Simón, nos tendríamos que haber casado antes de tener un hijo. Simón y yo le hemos contestado que no sabíamos que había un orden para hacer las cosas en la vida... ¡Sobre todo hoy en día! La mitad de los niños nacen fuera de los matrimonios. Así que la reacción de mi suegro (que encima no es oficialmente mi suegro) me parece un poco carroza. Además, Simón y yo no nos hemos planteado nunca casarnos. Yo no estoy en contra, pero tampoco soy una militante del «sí, quiero» delante del cura o del alcalde. De hecho, para mí, no tiene ninguna importancia. Y para Simón tampoco. Pero, sinceramente, no me esperaba esos comentarios de alguien de nuestras familias. Bueno, me imagino que aparte de ese asunto mi suegro está contento, y en cuanto a los papeles que haya que hacer, lo hablaré con Ingrid. Tuvo a su primer hijo antes de casarse y debe de estar al corriente.

¡OJO CON GANAR PESO!

Es una simple cuestión mecánica. Durante el embarazo engordamos porque estamos gestando un bebé. Tanto si somos de constitución redondita o delgada, un incremento de peso mínimo de 6 o 7 kilos es imprescindible para permitir al feto desarrollrse correctamente y llegar al final del embarazo con salud y sin carencias.

El incremento de peso ideal varía, según los médicos y las futuras madres, de 10 a 16 kilos al final de los nueve meses (12 kilos de media). Pero debe adaptarse a la situación de partida. Si tenemos algún kilillo de más, no podemos ganar tanto peso como las amigas que están como un palillo. Sin embargo, más que el número total de kilos, lo que importa es la regularidad, más vale ir ganando de uno a dos kilos cada mes que muy poco al principio y luego cuatro kilos en un mes, lo que significa que no se lleva una alimentación correcta. También es importante que a la futura madre no le molesten ni le supongan una gran fatiga esos kilos de más.

Si hoy en día se vigila mucho el peso de las mujeres embarazadas es porque un sobrepeso podría incrementar los riesgos de diabetes gestacional (véase pág. 129) y/o favorecer la aparición de una hipertensión, o hasta de una toxemia gravídica (véase pág. 171).

Sin embargo, durante el embarazo, nunca hay que ponerse a dieta sin un seguimiento médico. Si se tiene miedo a ganar mucho peso, hay que hablarlo con el médico para que nos dirija a un nutricionista.

MANCHAS, NÁUSEAS...
¿POR QUÉ ALGUNAS SE SALVAN?

¡Porque no hay nada totalmente certero! Cada embarazo es diferente y ninguna de sus molestias tiene por qué producirse de forma obligatoria. No sólo son variables de una mujer a otra sino también de un embarazo a otro. Todo depende de cómo el organismo soporta los trastornos hormonales. Puede reaccionar muy mal una primera vez: aparecen manchas en la cara, una vellosidad excesiva, náuseas... (¡aunque no tiene por qué darse todo al mismo tiempo!) y, en cambio, en el embarazo siguiente, la mujer puede sentirse en plena forma.

1er MES
2º MES
3er MES
4º MES
5º MES
6º MES
7º MES
8º MES
9º MES

La próxima Navidad va a ser genial

Hoy pensaba en la Navidad. Me encanta esa época.
Ya sé que es un poco bobo, pero los árboles de navidad, las bolas, las guirnaldas, las calles iluminadas... el champán, los turrones y los regalos... Todo eso me encanta. Y pienso que el año que viene, cuando haya

Nuestro peque tendrá apenas seis meses si nace en la fecha prevista.

nacido el bebé, la Navidad será un momento todavía más genial y mágico porque la viviremos a través de sus ojos... Bueno, quizá me estoy emocionando demasiado porque el año que viene todavía será demasiado pequeño para enterarse de las fiestas; apenas tendrá seis meses si nace en la fecha prevista. Aun así, con él todo tendrá más gracia, y los años siguientes serán una pasada porque esperará ansioso a Papá Noel. Haremos un calendario de Adviento y comeremos una chocolatina cada noche a partir del uno de diciembre, cantaremos villancicos y escribiremos la carta a Papá Noel donde le pediremos un montón de regalos imposibles, como la paz en el mundo y que nadie pase hambre nunca más y la felicidad para todos. Durante el mes de diciembre cantaremos a todo pulmón «Y mira como beben...» y le contaremos bonitas historias de Papá Noel paseándose por el cielo con un trineo volador a rebosar de juguetes. Ya sé que hay gente que piensa que no se debería mantener la ilusión de Papá Noel, pero yo no veo qué daño le puede hacer a los niños. ¡Un poco de magia en este mundo de brutos seguro que no los traumatiza! En cualquier caso, un día u otro, sabrán la verdad. Se darán cuenta de que Papá Noel, como las hadas, los enanitos del bosque o los magos sólo son cuentos chinos y que, desgraciadamente, nuestro mundo no es ni mucho menos tan bonito. Pero, mientras...

Preguntas y respuestas

UN BUEN SEGUIMIENTO DE GEMELOS

La primera ecografía, hacia la semana 12 de amenorrea, os dirá cuántos embriones lleváis. En Francia, por ejemplo, cada año nacen unos 1.200 gemelos, pero debemos distinguir entre gemelos y mellizos.

Los verdaderos gemelos nacen de la división en dos de un mismo ovocito. Por lo tanto, son del mismo sexo y físicamente se parecen mucho. Los mellizos provienen de dos óvulos diferentes fecundados por dos espermatozoides, por lo que no tienen por qué parecerse mucho y pueden ser de distinto sexo.

Los embarazos múltiples (denominación científica para designar que hay más de un embrión) se consideran de riesgo tanto por la madre como para los bebés. La madre tiene más posibilidades de sufrir complicaciones tales como la diabetes gestacional (véase pág. 129), preeclampsia (véase pág. 171) y hemorragias posparto (véase pág. 205). En cuanto a los bebés, pueden nacer de forma prematura y ser más pequeños. Para evitar los posibles problemas, se acostumbran a realizar más visitas médicas y ecografías. Durante los seis primeros meses, una visita al mes es suficiente siempre que el embarazo siga su curso normal. Sin embargo, en el último trimestre, se realizan cada quince días. Si durante el último mes todavía no ha dado a luz (lo que es poco frecuente), las visitas pasarán a ser semanales. El crecimiento de los bebés se sigue de cerca mediante una ecografía mensual.

En cuanto a las «pequeñas molestias sin gravedad», a menudo son mayores cuando se lleva más de un embrión. Lo que significa más náuseas, más cansancio... Por otra parte, muchos médicos aconsejan tomar suplementos de hierro y de ácido fólico para evitar la anemia.

Cuando se tiene un parto múltiple, la baja maternal (16 semanas) se amplia en dos semanas por cada hijo a partir del segundo.

En cuanto al procedimiento del parto, muchas veces se realiza por cesárea para evitar posibles complicaciones.

Para información sobre los partos múltiples y contactar con otros padres de gemelos, mellizos, trillizos o cuatrillizos, existen varias páginas web:

http://www.gemelos.info
http://www.anapamu.org
http://www.gemespa.org

Segundo trimestre

El estado de gracia

Para muchas mujeres, es la época más agradable del embarazo. Las náuseas, el cansancio y las otras pequeñas molestias del primer trimestre ya han pasado a ser tan sólo un mal recuerdo. Físicamente, nuestro cuerpo se va redondeando y mentalmente nos vamos serenando. De hecho, se nota. ¡Todo el mundo nos dice que tenemos muy buen aspecto! Tras las felicitaciones y enhorabuenas, a menudo nos convertimos en el objeto de atenciones especiales... en definitiva, ¡la felicidad absoluta! Muy pronto, empezaremos a notar el bebé. Sin embargo, aunque nos sintamos en forma, hay que cuidarse porque nuestro cuerpo no para de trabajar y sigue empleándose a fondo en la fabricación de nuestro lindo bebé aunque ya no nos demos cuenta.

Cuarto mes

El bebé

Su cuerpo está en pleno desarrollo, por lo que la cabeza ya no parece tan desproporcionada. Ya tiene las extremidades completamente formadas. Lo huesos siguen creciendo para constituir su esqueleto. Se mueve mucho. Aunque sus pulmones aún no están maduros, de vez en cuando realiza unos movimientos rápidos e irregulares como si se entrenara para respirar. Las piernas ya son más largas que los brazos. Al final del mes, pesará unos 250 gramos y medirá 20 centímetros.

La madre

Con la primera ecografía, realizada al final del primer trimestre, ha podido escuchar los latidos del corazón de su bebé, verlo moverse y, por lo tanto, asimilar la realidad de lo que está pasando en su cuerpo. Sí, está gestando un bebé. Es a partir de este momento cuando la barriga empieza a crecer de verdad.

Mis amigas ya lo saben

¡Luego me taladraron a preguntas!

Ya está, ya se lo he dicho a Ingrid y a Fabienne, mis mejores amigas. Florence también estaba, pero ella ya lo sabía porque estaba el día del Beaujolais Nouveau. A Ingrid le ha parecido genial: ha decretado que por fin sus hijos tendrían un amiguete con el que jugar. Fabienne ha sugerido que quizá no fuera un niño sino una niña, por lo que tendrían una amiguita, lo que también estaría bien. Luego, me han taladrado a preguntas: que si me encontraba bien, que cómo había reaccionado Simón, que si había engordado mucho... Les he contestado que mi ginecóloga me quería poner a dieta, que Simón estaba encantado y que tenía náuseas todo el día. De repente, Fabienne ha exclamado: «Ahora lo entiendo: ¡por eso reaccionaste de aquella forma tan rara el día que te pregunté si estabas embarazada!». He puesto una cara de no-sé-de-que-me-estás-hablando, pero ella ha seguido: «No te esfuerces en poner cara de inocente porque estoy segura de que te acuerdas, estábamos en casa de tus padres y tú tomabas un té a la hora del café...». Claro que me acordaba. Me he puesto roja como un tomate y se me ha escapado una risa tonta por no saber qué decir. Así que le he confesado a Fabienne que tenía razón, pero que en aquella época no podía decirle nada porque le había prometido a Simón que estaría calladita hasta el final del tercer mes. Fabienne ha puesto esa cara de ofendida que tan bien conozco. Me he apresurado a decirle que era de las primeras en enterarse, con lo que una sonrisa ha borrado su mala cara y como, en el fondo, estaba encantada de ser la única en haberlo adivinado, se ha echado a reír. Luego, Florence les ha contado lo de la noche del Beaujolais Nouveau. Y ahí, Fabienne se ha dado cuenta de que no sólo su novio lo supo antes que ella, sino que encima no le había dicho nada... No le ha sentado muy bien. Me temo que esta noche tendrán bronca...

TOXOPLASMOSIS Y LISTERIOSIS, LOS ENEMIGOS DE LA MUJER EMBARAZADA

Estas dos infecciones pueden tener graves consecuencias para las futuras madres.

La listeriosis se debe a una bacteria llamada listeria, que puede desarrollarse en ciertos producto lácteos, en el marisco y los embutidos, por un problema de conservación. La mayoría de veces, una contaminación por listeria puede pasar desapercibida y provocar unos síntomas bastante banales similares a los de una gripe: resfriado fuerte con fiebre, cansancio, dolor muscular, etcétera). Esta infección, aunque poco frecuente, puede afectar al feto y provocar un aborto espontáneo, un parto prematuro o una muerte fetal *in utero*. Por ello, en caso de fiebre con causa desconocida durante más de veinticuatro horas hay que avisar al médico. Con un análisis de sangre se detecta la eventual presencia de la bacteria. Si se confirma, será necesario llevar a cabo un tratamiento con antibióticos.

Para evitarlo, hay que eliminar del menú los embutidos y los quesos artesanales, y los productos a base de leche cruda (sólo están permitidos los que llevan la mención UHT).

La toxoplasmosis está causada por un parásito llamado toxoplasma que está presente de forma natural en la tierra y que puede encontrarse en la carne. Aunque generalmente es benigna para la madre (similar a una gripe: fiebre, cansancio, inflamación de los ganglios...), al feto le puede causar graves malformaciones cardíacas y neurológicas o lesiones oculares. La primera analítica del embarazo (véase pág. 37) permite saber si se está inmunizado. Si la futura madre está infectada, se le da un tratamiento antibiótico durante todo el embarazo.

Para evitarlo, hay que cocinar bien todos los alimentos y limpiar cuidadosamente las verduras crudas y la fruta, lavarse bien las manos después de haber tocado un animal o tierra. También es preferible evitar a los gatos puesto que a menudo son portadores del parásito. Pero si se tiene uno, no hace falta mandarlo a la protectora, con evitar tocarlo y pedir a otra persona que le cambie la arena es suficiente.

1er MES

2° MES

3er MES

4° MES

5° MES

6° MES

7° MES

8° MES

9° MES

¡Hemos hecho una tontería!

Tengo miedo de no saber hacerlo bien.

Creo que está claro: hemos hecho una tontería. Bueno, HE hecho una tontería. No soy capaz de ser padre. Para criar correctamente a un niño, hay que ser un hombre responsable, centrado, maduro y dispuesto a hacer algunos sacrificios. Y yo, no me siento lo suficientemente fuerte para acompañar a un ser humano hasta la edad adulta. No sabré darle las referencias, los principios de vida necesarios para que crezca bien. Además, cuando eres padre, también debes regañar, y hasta castigar... y tengo miedo de no saber hacerlo. ¡Y es que sé muy bien lo insoportables que pueden llegar a ser los niños! Me acuerdo de cuando Laura y yo éramos estudiantes y ganábamos cuatros duros haciendo de monitores en campamentos y colonias. Había niños tan pesados que pensábamos que no nos gustaría tener a uno así más tarde. Pero ahora que ya lo tenemos en camino, me pregunto si sabremos hacerlo mejor que los padres de aquellos niños insoportables. Suerte que tengo a Laura. Tango la impresión de que ella no alberga ninguna duda sobre el hecho de que seremos los mejores padres del mundo.

Lo que me asusta también es pensar que, con este bebé, los dos estaremos atados para toda la vida. No es que ya no quiera estar atado a Laura, pero me entra una especie de pánico cada vez que lo pienso... Es decir, varias veces al día. Tengo la impresión de que en cuanto llegue el bebé, ya no tendremos derecho a equivocarnos.

LA PREPARACIÓN AL PARTO: ¿DE QUÉ SIRVE?

Muchos especialistas comparan el parto con una maratón. Y correr esa prueba requiere una preparación, tanto física como psicológica. ¡Lo mismo pasa con el parto!

Existen varios métodos a escoger según los gustos y la personalidad (véase pág. 137). Todos conllevan varias sesiones de una a dos horas que generalmente se realizan en pequeños grupos. A menudo los papás están invitados, sobre todo si desean asistir al parto.

La persona que dirige las sesiones (casi siempre una comadrona) responde a todas las preguntas de las futuras madres, de las más absurdas a las más lógicas: ¿cómo se sabe que estás a punto de dar a luz? ¿cómo puede el bebé pasar «por aquí»? Permite darse cuenta de que una no es la única que tiene dudas extrañas. Entre futuras madres, se puede hablar de las inquietudes, de las alegrías... Al tener las mismas preocupaciones, a veces te sientes más comprendida que por la gente de tu entorno.

También se te informa sobre las diferentes fases del parto: ¿como reconocer una contracción?, ¿qué señales avisan de que hay que salir ya para la clínica?, ¿cuándo y cómo se pone una eperidural?, ¿cómo se empuja?

También se practican unos movimientos para relajarse y algunos ejercicios de respiración que te ayudarán a soportar mejor el dolor el día D.

Más vale estar atenta, porque aunque se desee una eperidural, las cosas no siempre funcionan como se había previsto (puede que el bebé llegue tan deprisa que no dé tiempo a llegar a la clínica, o bien que haya que esperar porque el anestesista esté ocupado con otra mujer, etcétera).

En cualquier caso, la preparación al parto es muy recomendable. Y, además, durante unas horas podrás estar completamente concentrada en tu bebé. Móvil apagado y nada que no sea pensar en el peque que llevas dentro de ti.

1er MES

2º MES

3er MES

4º MES

5º MES

6º MES

7º MES

8º MES

9º MES

Olivia ha cambiado de ginecólogo

Hoy al mediodía he comido con Olivia, una compañera que tiene dos niños. Me ha contado que cada vez que ha estado embarazada ha cambiado de médico o de comadrona. Me he quedado sorprendida, no sabía que se podía hacer. Me ha dicho que en su primer embarazo decidió quedarse con el ginecólogo de

No porque estés embarazada tienes que aguantar que te traten mal.

siempre pero que, en las visitas, lo encontraba demasiado frío y distante, se ve que apenas le hablaba. Sólo terminaba con un «¡todo va bien!». Así que ella no se atrevía a decirle que tenía náuseas cada mañana. La única vez que intentó decírselo era al final de una visita. Mientras se ponía la chaqueta, le comentó que a menudo estaba mareada. Él le contestó: «Es normal, ya se te pasará». Esta respuesta le sentó fatal, lo encontró muy poco atento. Le habría gustado que mostrara un mínimo de interés. Así que nunca volvió a su consulta aunque dio a luz en la misma clínica donde trabajaba él. Pero nunca le dijo por qué ya no seguía visitándose con él, y es una pena, quizás habría cambiado un poco de actitud. A mí me parece que Olivia también tuvo un comportamiento un poco raro al esperar el final de la visita para hacerle una pregunta. Quizá lo debería haber hecho al principio, así él le habría contestado mientras la examinaba. Para el segundo embarazo, prefirió que la atendiera una comadrona. Pero esta vez no le gustó su lado demasiado paternalista. En la visita del quinto mes, se ve que le reprochó que no engordara suficiente. A Olivia le entró miedo por el bebé y se puso a llorar. La comadrona le dijo: «Y además, estás demasiado sensiblona». Y volvió a cambiar.

A mi parecer, Olivia se precipita un poco, pero a ella se la veía muy convencida de que había hecho lo correcto al afirmar: «¡Y es que no porque estés embarazada tienes que aguantar que te traten mal!». Y de alguna manera, tiene razón.

TODO SOBRE LA AMNIOCENTESIS

Generalmente, la extracción de líquido amniótico se realiza para detectar posibles anomalías cromosómicas, de entre las cuales la más frecuente es el Síndrome de Down (trisomia 21).

Son tres los criterios que determinan la necesidad de un examen: **la edad** de la futura madre, la medición de **la claridad nucal** realizada durante la primera ecografía y los resultados del **triple *screening*** (véase pág. 59). Un cálculo combinado de estos tres elementos permite identificar a las futuras madres con más riesgo.

¿En qué momento? Por lo general, la amniocentesis se practica entre la semana 15 y la 18 de amenorrea.

¿Cómo? Tras haber limpiado la zona abdominal de la futura madre con un producto desinfectante, el tocoginecólogo realiza una punción de unos 20 ml. de líquido amniótico (lo que equivale más o menos a un pequeño vaso de agua). Bajo control ecográfico, introduce una larga y fina aguja a través de las paredes abdominales y uterinas. Esta intervención se realiza sin anestesia. La punción no dura más de dos minutos y puede ser algo dolorosa.

Por supuesto, nada de ir a trabajar luego. Hay que hacer reposo durante 48 horas para limitar el riesgo de contracciones y de abortos espontáneos. Esta intervención no es inofensiva, y puede ocurrir (en un 0,5% a un 1% de las amniocentesis realizadas por especialistas con experiencia) que la aguja desgarre la bolsa amniótica, lo que provocaría la expulsión del feto.

Los resultados del examen (fiables al 100%) se obtienen a las tres o cuatro semanas. Generalmente, se mandan al médico, quien se encarga de comunicarlos a su paciente.

1er MES
2º MES
3er MES
4º MES
5º MES
6º MES
7º MES
8º MES
9º MES

¡Adiós náuseas..., hola antojos!

Esta mañana me he dado cuenta de que ya no tenía náuseas. No sé exactamente cuando acabó esta pesadilla, pero diría que ayer tampoco tuve. ¡Uf! ¡Por fin! Dejaré de comer pan y de mascar chicle de menta para que se me pase este mal gusto en la boca. Tengo la impresión de volver a vivir. Podré comer cosas ligeras de nuevo. Helado de melón, por ejemplo. Me apetece mucho. Y apio. Tiene gracia, porque de costumbre no soy muy aficionada a esta verdura. En cambio ahora, mientras escribo, me imagino sentada en la mesa con una ensalada de apio y champiñones cortados en juliana, aderezados con vinagre balsámico y unas semillas de sésamo espolvoreadas por encima. Y de postre, helado de melón. ¡Es increíble! Nunca había tenido esta clase de antojos culinarios. La verdad es que me lo creía a medias. Cuando Ingrid me hablaba de sus antojos de pepino con yogur pensaba que era más que nada para atraer la atención de su marido.

Tengo la impresión de volver a vivir.

¿Sabes qué? Me voy corriendo al supermercado a comprar apio, champiñones y helado. Espero encontrar de todo. No sé cuándo es la temporada del apio y de los champiñones. ¿Y si no hay? No puedo pedirle a Simón que se recorra todas las tiendas de la región para encontrarlos... Es lo que hacía Ingrid con su marido y a mí me parecía que se pasaba un poco. Si empiezo a hacer lo mismo voy a quedar un poco mal, ¿no?

Preguntas y respuestas

UN ABORTO TARDÍO

Los abortos en el segundo trimestre, mucho menos frecuentes que en los tres primeros meses (véase pág. 33), generalmente se deben a una **infección** contraída por parte de la futura madre que puede causar fiebre alta, contracciones o una rotura de la bolsa amniótica y la expulsión del feto (de ahí que sea tan importante avisar rápidamente al médico en caso de tener fiebre alta durante más de 24 horas), o a una **dilatación del cuello del útero**. Al abrirse demasiado pronto, da lugar a un aborto. Para evitarlo en futuros embarazos, el ginecólogo puede realizar un cerclaje uterino, que consiste en colocar un hilo alrededor del cuello y apretarlo para mantenerlo bien cerrado. Esta intervención se realiza por vía natural y bajo anestesia. Al final del embarazo, se retira el hilo y el parto se produce pocos días más tarde.

LA PREPARACIÓN AL PARTO CLÁSICA

Diseñada en los años cincuenta por el doctor Fernand Lamaze, esta preparación lleva el nombre médico de **psicoprofilaxis obstétrica**, o bien **parto sin dolor**.

Generalmente, esta preparación empieza al final del segundo trimestre. Se compone de ocho sesiones de una a dos horas de duración, dirigidas siempre por una comadrona. Ésta habla de las diferentes fases del parto y enseña ejercicios de relajación y de respiración que ayudarán, el día del parto, a soportar mejor el dolor y recuperar algo de energía entre dos contracciones. La comadrona también explica diferentes posiciones (agachada, tumbada de lado, colgada de los brazos de su compañero...) que permitirán a la futura madre optimizar el efecto de las contracciones y empujar de forma más eficaz para que el parto sea lo más rápido posible.

Esta preparación la ofrecen tanto la Seguridad Social como los centros de salud privados.

Renovación del armario

De hoy ya no pasa, lo tengo decidido, empiezo ya a montarme mi armario de embarazada. La verdad es que la cosa empieza ya a ser crítica, ya no puedo abrocharme los pantalones, ni las chaquetas; la tripa me sobresale de las camisetas... ¡Voy hecha un desastre! Ayer por la noche llamé a Ingrid para que me aconsejara y me dijo que me comprara un pantalón, una falda o un vestido, dos camisetas, dos túnicas, una rebeca, un jersey y una chaqueta. No me lo compraré todo de golpe. Empezaré por el vaquero y las camisetas. Ingrid también me ha aconsejado que compre pantalones peto o tipo obrero, de color azul, negro o blanco. Se ve que son baratos y que dan margen para que te crezca la barriga a lo largo de los meses. Pensaba que Ingrid me prestaría algo de su ropa de embarazo, pero no se ha ofrecido. Así que no me he atrevido a pedirle su bonito vestido largo. Me gustaría que me lo prestara porque de aquí a un mes es el cumpleaños de Cyril, un amigo, y no tengo ni idea de qué ponerme. Y un vestido largo me vendría de fábula porque podría ponerme las zapatillas deportivas sin que se vieran. De hecho, también tengo que comprarme zapatos planos porque los días que llevo tacones me empieza a doler la espalda. Además, Simón ayer me montó un número para que me ponga las deportivas, dice que no me quiere ver más con tacones, tiene miedo de que me caiga. Me hace gracia verlo preocupado por ese tipo de cosas, no es de su estilo. Por otra parte, pienso que debe estar un poco inquieto si piensa que me puedo caer. También tengo que comprarme algo de ropa interior, ya no me cabe nada. Ingrid me ha aconsejado que vaya a una mercería de toda la vida, se ve que allí tienen sostenes que sujetan bien. En cambio, me ha desaconsejado del todo que vaya con Simón. Dice que si me ve comprando ese tipo de ropa interior, puede que salga corriendo.

Pensaba que Ingrid me prestaría ropa de embarazo, pero no se ofreció...

LA INSCRIPCIÓN EN EL REGISTRO CIVIL

El nacimiento de una persona debe inscribirse obligatoriamente en el Registro Civil de la localidad en la que tiene lugar el alumbramiento. El plazo para inscribir el nacimiento va desde las 24 horas a partir del momento en que éste se produce a los 8 días, transcurridos los cuales y hasta 30 días naturales se deberá acreditar una causa justificada, que constará en la inscripción. Debe aportarse un parte extendido por el médico o comadrona que asista o haya asistido al nacimiento, el libro de familia de los padres para realizar la inscripción, y rellenar un impreso que facilita el propio Registro Civil para dar de alta en el Padrón municipal al recién nacido. En caso de que los padres no estén casados, deberán acudir los dos juntos al Registro Civil para realizar la inscripción del pequeño. Si están casados, con que vaya uno de ellos es suficiente.

HAPTONOMÍA: ¿Y ESO QUÉ ES?

Es un método de preparación al parto practicado en pareja. La idea es que los futuros padres se «**comuniquen**» con su bebé *in utero*.

Los padres, guiados por un haptoterapeuta (puede ser una comadrona, un ginecólogo, un psicólogo...), intentan ponerse en contacto con el bebé colocando sus manos sobre la tripa de la futura madre. El bebé siente estos «contactos portadores de afectividad» y responde manifestándose en el lugar donde los padres han colocado sus manos. De esta forma, ya se siente querido y acompañado.

Algunos piensan que el día del parto, el padre podrá, gracias a estos contactos, facilitar el nacimiento guiando al bebé hasta la salida... Sin embargo otros son más escépticos. En cualquier caso, las sesiones de haptonomía pueden ser momentos muy especiales para los futuros padres. Durante 30 a 45 minutos, en la intimidad de la consulta del haptoterapeuta, están juntos, con toda la atención centrada en su bebé. Piensan en él y es la ocasión para ellos de proyectarse como padres.

Las sesiones empiezan alrededor del cuarto mes y luego se producen cada dos o tres semanas. En total se acostumbran a hacer unas siete. El precio varía según el centro, pero puede oscilar entre 30 y 55 euros por sesión.

1er MES
2º MES
3er MES
4º MES
5º MES
6º MES
7º MES
8º MES
9º MES

Laura ha engordado mucho

Ayer acompañé a Laura a un par de tiendas de ropa premamá. Hacía tiempo que se quejaba de que ya no le entraban los vaqueros, pero yo pensaba que eran exageraciones suyas y que lo que quería era buscar una excusa para comprarse ropa. ¡Pues tenía razón! Ha engordado bastante. La verdad es que no me había fijado, pero ha cogido unas buenas curvillas.

¡Nunca la había visto comer tanto!

El mes pasado, su ginecóloga la avisó de que tenía que andarse con cuidado porque ya había ganado demasiado peso. Le dijo que si seguía así, le costaría volver a recuperar la línea después del embarazo. Me encargó que controlara la dieta de Laura, ¡como si fuera tan fácil! Y es que Laura no para de comer. Nunca la había visto tragar así. La semana pasada, fuimos a cenar a una pizzería. Ella se comió una ensalada grande, luego una pizza, se acabó lo que quedaba de la mía, y de postre pidió una porción de tarta de chocolate. Le sugerí que quizás era un poco excesivo, pero me mandó a paseo alegando que estaba alimentando a mi hijo y que realmente debía de ser ya un tragón porque le estaba chupando todas sus reservas. Según Laura, que siempre tiene una respuesta para todo, está hambrienta porque el bebé se lo queda todo. Estuve a punto de preguntarle de dónde había sacado esa idea, pero al final me mordí la lengua porque ya veía que se iba a enfadar. Pero la verdad es que realmente ha engordado un montón. No me atrevo a decírselo. Queda un poco insensible decirle a tu pareja: «Ojo, que te estás convirtiendo en una ballena». Sobre todo porque no se parece nada a una ballena... Por qué la estaré comparando con ese animal? La verdad es que últimamente se me ocurren unas ideas más raras...

EL EMBARAZO FAVORECE EL ESTREÑIMIENTO

Es injusto pero es así, las mujeres que ya sufrían de un tránsito intestinal lento antes del embarazo, con la nueva situación tienen muchos puntos para padecer estreñimiento. Y es que no sólo las hormonas son las culpables de que las contracciones del tubo digestivo sean más lentas, sino que, además, a medida que el útero va aumentando de tamaño, ejerce presión sobre los intestinos volviéndolos todavía más perezosos.

¡Soluciones? Poca cosa además de estimular el tránsito adoptando una higiene alimenticia adecuada:

Mantener una buena hidratación bebiendo un gran vaso de agua al despertarse, y luego un litro y medio durante el día, en pequeños sorbos. Mejor tomar aguas ricas en magnesio.

Consumir fibra comiendo cereales integrales, verduras (mejor hervidas porque las crudas pueden irritar el intestino) y fruta.

Moverse, porque al caminar, todos los órganos se ponen en funcionamiento, incluido el colon, cuya actividad se ve estimulada.

En caso de hinchazón dolorosa es mejor evitar alimentos susceptibles de provocar fermentaciones (como la col, la judía blanca...). Si aun así no se pasa, hay que consultar al médico. Pero, sobre todo, no hay que utilizar supositorios de glicerina ni laxantes sin comentárselo.

CUANDO TE SANGRAN LAS ENCÍAS

Durante el embarazo, las encías pueden empezar a hincharse y a sangrar porque por efecto de las hormonas, todas las mucosas (y entre ellas, las encías) se vuelven más frágiles. Es lo que se llama tradicionalmente la **gingivitis del embarazo**, pero de hecho es una inflamación clásica de las encías. Generalmente no causa dolor, pero el cepillado de los dientes puede provocar un leve sangrado. Si se experimentan molestias o irritaciones, mejor acudir al dentista. Pero, sobre todo, si el embarazo todavía no es visible, ¡no hay que olvidarse de advertírselo! Quizás aconseje un dentífrico para encías sensibles o enjuagues bucales. Pero en cualquier caso, no hay que alarmarse ni dejar de cepillarse bien los dientes. ¡Esto es lo más importante!

Me da miedo el parto

Esta tarde, Valérie ha organizado un pica-pica de despedida en la oficina porque ya le han dado la baja. Hemos estado hablando un largo rato las dos. Entre otras cosas, me ha comentado que esperaba que su segundo parto fuera menos largo que el anterior.

Me he acordado de un documental sobre los partos que vi en el instituto.

En aquel momento, de repente, he tenido una revelación. Yo también voy a dar a luz un día, he pensado. Es una bobada, ya sé que es evidente, pero en aquel momento esa realidad se me ha caído encima y me he quedado paralizada. De hecho, me ha venido a la memoria un documental sobre partos que vi en el instituto en clase de ciencias. Era horrible. La cámara filmaba en primer plano y veíamos cómo aparecía la cabeza del bebé. Unas manos con guantes de cirujano estaban listas, esperando para cogerlo. Guardo un recuerdo espantoso de aquellas imágenes, y no fui la única que tuvo que salir porque se mareó. De esto hace como unos quince años y no había vuelto a pensar nunca en aquel documental. Pero esta tarde, cuando Valérie me hablaba de su futuro parto, de repente esas imágenes han asaltado mi mente. Probablemente me ha cambiado el color de la cara porque Valérie ha parado de hablar en seco y me ha preguntado si me encontraba bien. Me ha aconsejado que me sentara y me ha traído un vaso de agua y una galleta. Le he preguntado si no tenía miedo de dar a luz. Me ha contado que había tenido miedo en el primer embarazo. Hasta el punto de pedirle a la comadrona que le hicieran una cesárea porque estaba convencida de que el bebé no podría pasar nunca por la vía natural. La comadrona le aconsejó que fuera a ver a una psicóloga que tenían en la clínica, con la que hablaron mucho sobre el parto. Al final, no le hicieron cesárea. Supongo que le sentó bien, y quizás yo también tendría que ir a ver a la psicóloga de la clínica...

SOFROLOGÍA PARA VISUALIZAR EL PARTO

Esta técnica de preparación al parto, basada en la relajación sugestiva, enseña a ponerse una misma en un estado de relajación profunda con el objetivo de atenuar las sensaciones cuando las contracciones del parto empiezan a ser realmente dolorosas. Además, gracias a las técnicas de visualización, la sofrología ayuda a anticipar las diferentes fases del nacimiento a través de la proyección en plena situación; es decir, nos imaginamos a nosotras mismas dando a luz, lo que permite desdramatizar esta situación tan estresante y nos ayuda a enfrentarnos mejor a ella cuando llega el momento.

Las sesiones (en grupo o individuales) empiezan por **ejercicios de relajación** en los que las futuras madres aprenden a relajar los músculos y a respirar profundamente. Con una voz monocorde, la sofróloga (a menudo es una comadrona) lleva a las mujeres a un estado entre el sueño y la vigilia. Para ello, les pide que visualicen una imagen que las tranquilice. Al mismo tiempo, les explica que tendrán que volver a ese estado de relajación profunda cuando las contracciones del parto se vuelvan muy intensas. Por supuesto, no es algo que se aprenda en una sola sesión. Se necesitan varias para conseguirlo.

Cuando las mujeres están muy relajadas, la sofróloga propone **visualizar el desarrollo del nacimiento**, desde las primeras contracciones a la llegada del bebé y asociarlo a sensaciones físicas (como el miedo o el dolor). Estas «visualizaciones» ayudan a prepararse para vivir este acontecimiento, de forma que cuando esté en la sala de partos, tendrá la sensación de haberlo vivido ya, lo que evitará la sensación de sorpresa y pánico que a menudo lo acompaña.

Generalmente las sesiones duran entre 45 y 60 minutos y los precios varían según el centro.

Primer contacto con la comadrona

... al acogerme con una sonrisa, me he ido relajando.

Hoy me ha visitado la comadrona por primera vez. Tenía su gracia, la sala de espera estaba llena de mujeres con tripas mucho más grandes que la mía. Tenían pinta de estar la mar de felices con sus manos cruzadas sobre una barriga tipo sandía. También he visto pasar a dos mujeres con recién nacidos en los brazos. La verdad es que se trata de una sala de espera convencional, con médicos en bata blanca que pasan por ahí, pero con un ambiente más alegre; se respira vida... Estaba perdida en mis pensamientos cuando me ha llamado la matrona, una señora alta y morena que debía de tener unos diez años más que yo. Yo estaba un poco cortada, pero al acogerme con una sonrisa, me he ido relajando. Me ha hecho un montón de preguntas para rellenar mi expediente y hemos hablado mucho sobre mi embarazo, mi trabajo, Simón... Como todo va bien desde que ya no tengo náuseas tampoco se ha alargado mucho. Me ha auscultado, examinado y me ha pedido que me subiera a la báscula. Cuando he visto que había ganado dos kilos más me he asustado. He pensado que me iba a caer una bronca como la del mes pasado. He estado a punto de mentirle –ella estaba detrás de su mesa y no podía ver lo que marcaba la báscula–. Pero al final me he sentido preparada para afrontar mis kilos. Al fin y al cabo, tengo hambre. ¡No es culpa mía! Así que le he dicho la verdad con un suspiro de desesperación. Y entonces, milagro, no ha dicho nada. Lo ha apuntado y me he vuelto a vestir. Cuando me iba, me ha dicho que si tenía pérdidas o veía que algo no iba bien, la llamara. Y «hasta luego, nos vemos el mes que viene». Al salir, estaba tan aliviada de no haber recibido una bronca, que a pesar de pesar de mis dos kilos más, me he sentido ligera...

¿CUÁNDO EMPIEZA A MOVERSE?

Ya a partir de las primeras semanas de embarazo (hacia las semanas 9 y 10 de amenorrea) el embrión empieza a moverse, incluso cuando duerme. Sus movimientos son más bien como sobresaltos. Al principio, no se notan porque es muy pequeño, pero a medida que se va desarro-llando, sus movimientos se vuelven perceptibles. Generalmente, es a partir del cuarto mes o al inicio del quinto cuando la futura madre nota los movimientos por primera vez (hacia las 20 semanas de ame-norrea). La mayoría de las mujeres lo cuentan como si sintieran unas burbujitas o un contacto muy leve en su interior. Luego, a medida que avanza el embarazo, los movimientos se vuelven más intensos, señal de que el bebé crece sano y que está lleno de vitalidad. De hecho, si más adelante pasa un día entero sin notarlo, mejor hablarlo con el médico.

LÍQUIDO AMNIÓTICO: ESENCIAL PARA LA VIDA

Desde el primer mes, una cavidad llena de líquido envuelve al embrión. Poco a poco, se va agrandando hasta que se convierte en la bolsa am-niótica donde el futuro bebé vive y se desarrolla. El líquido que la llena está esencialmente producido por el feto y, a partir de las 20 semanas de amenorrea, básicamente por su orina. Este líquido contiene también células fetales, las que se analizan cuando se realiza una amniocentesis (véase pág. 59).

Como si se tratara de un cojín hidráulico, protege al feto de los gol-pes y de las presiones. También le permite moverse con facilidad, es estéril y mantiene a su alrededor una temperatura constante de 37°C. En fin, es un elemento esencial para el buen desarrollo del futuro bebé.

En cada ecografía se evalúa la cantidad de este líquido. Si es normal, se interpreta como un signo de bienestar fetal. Si hay demasiado o de-masiado poco, se intenta averiguar lo que va mal (véase pág. 157).

Laura quiere lichis

Esta mañana, Laura se ha levantando diciendo que le apetecía comer lichis. Pero ojo, no unos lichis de lata o congelados, no. ¡Tenían que ser frescos! Al principio he pensado que ya se le pasaría, pero qué va... Ha insistido y me ha hablado del marido de una

Espero que no le dure mucho esta racha de antojos.

compañera suya que siempre está cuidando y mimando a su mujer embarazada y que siempre le va a buscar todo lo que le apetece. Yo no he cedido. Pero Laura me ha propuesto que fuéramos a dar una vuelta por el mercado para buscar las dichosas frutas. No me apetecía mucho salir, pero insistía tanto que al final he cedido. El problema es que ningún frutero tenía lichis. He tenido que suplicarles que me dieran los datos del mercado central donde se abastecían. No estaban muy dispuestos, pero al final, cuando han visto que era para satisfacer los antojos de una mujer embarazada, uno de ellos ha aceptado. Nos ha dado el número de teléfono de un colega que quizá sabría dónde podríamos encontrarlos. Y ahí, ya he empezado a temer que este antojo de lichis nos fastidiaría todo el sábado, que nos pasaríamos el día llamando a gente para que nos dijeran donde podíamos conseguirlos. Por suerte, enseguida hemos encontrado un frutero que los vendía... Pero que se encontraba en la otra punta de la ciudad. Laura me ha dicho que no merecía la pena ir tan lejos y que su antojo de lichis podía esperar. Pero al final, me apetecía hacerlo por ella. Así que le he propuesto que se fuera para casa y yo he cruzado la ciudad. Una hora más tarde, estaba de vuelta. Al ver los lichis me ha abrazado y me ha pedido perdón por ser tan caprichosa. Parecía llena de admiración, como si le hubiera llevado un tesoro. He tenido la sensación de ser un héroe, lo que no está mal, pero espero que no le dure mucho esta época de antojos...

BIEN CALZADA PARA ESPERAR AL BEBÉ

A medida que la tripa crece, la espalda, y especialmente la columna vertebral, empieza a sufrir, ya que el desarrollo del feto poco a poco va acentuando la curvatura natural del final de la espalda. Así que nada de llevar tacón alto, puesto que todavía agrava más esta curvatura. Tampoco es bueno llevar zapatos demasiado planos, ya que también provocan tensiones en la espalda. Lo ideal son los tacones de dos o tres centímetros.

HABLAR ES LA CLAVE

La comadrona, además de controlar el peso y otros aspectos físicos del embarazo, también está ahí para escuchar las preocupaciones de la futura madre, sean físicas o psicológicas. Por lo tanto, hay que apuntarse todo lo que nos preocupa y aprovechar las visitas para comentárselo: problemas para dejar de fumar, consejos dietéticos, preocupaciones profesionales, sentimientos de soledad... Ella es la especialista en embarazos y probablemente te pueda orientar, pero si ve que hay un problema importante, te orientará hacia el especialista apropiado (dietista, tabacólogo, psicólogo, consejero matrimonial...). Lo importante es evitar que los problemas se vayan agravando durante el embarazo y con la llegada del bebé.

Así que, aunque vuestra comadrona no te lo pregunte o esté muy ocupada, hay que insistir y reclamar esta atención. Son cuestiones que a la larga pueden ser tan importantes como tu peso, tu tensión o la altura del útero.

Una boda para muy pronto

Esta mañana nos ha llegado una bonita participación de boda. Emmanuel, un amigo de infancia de Simón, se casa en algunos meses. Hemos calculado que el bebé ya habrá nacido cuando vayamos a la boda y, por supuesto, lo llevaremos con nosotros. De hecho, hemos decidido que nos llevaremos al bebé a todas partes con nosotros. Estoy segura de que eso es

Ya habrá nacido el bebé y nos lo llevaremos con nosotros.

bueno para los niños. Les enseña a no tener miedo de los demás, a moverse... les permite descubrir el mundo... Cuando le he dicho a mi madre lo de la boda de Emmanuel y que nos llevaríamos al bebé con nosotros, me ha preguntado si una boda me parecía un buen lugar para un bebé... ¡A veces es tan aguafiestas! Si cuando se tiene un peque ya no se puede ir a ninguna parte, la natalidad acabará por bajar aún más. Bueno, reconozco que en algunos aspectos mi madre tiene algo de razón, en las bodas siempre hay gente fumando y eso no es lo mejor para un bebé. Pero en cuanto al ruido de la música, no creo que le moleste mucho al bebé. Recuerdo un viaje que hicimos Simón y yo a Costa de Marfil. Visitamos un pueblo en el que daban una fiesta y las mujeres bailaban al ritmo de unos bongos. Entre las que bailaban, había una mujer que llevaba a su bebé atado con un fular a la espalda. El pequeño dormía tranquilamente, la música no parecía molestarle lo más mínimo. Más bien lo arrullaba. Cuando pienso en ello, me da la impresión de que el pequeño debía de estar tan a gusto en la espalda de su madre que podía dormir plácidamente a pesar de los decibelios.

Para la boda, quizá me lo monte como aquella mujer africana. Me compraré un portabebés y llevaré al pequeño a la espalda, así podré bailar tranquilamente. No he visto nunca a Ingrid hacer algo parecido, pero tampoco me extraña, le falta un poco de fantasía. Tengo ganas de que llegue la boda.

Preguntas y respuestas

CUÁNDO LA INTERRUPCIÓN
DEL EMBARAZO ES NECESARIA

En algunos casos, una se puede ver obligada a tomar una decisión muy difícil. Cuando el feto sufre de una patología grave (malformación, anomalía cromosómica...) o la vida de la madre corre peligro, hay que plantearse la interrupción del embarazo. La decisión puede ser del médico o de los padres (cuando un niño sufre graves malformaciones, por ejemplo). La ley española establece que un médico debe evaluar el caso y certificar que se puede llevar a cabo, y lo autorizará si cree que la salud mental (en cuyo caso debe intervenir un psicólogo o psiquiatra) o física de la mujer corre peligro. Si el feto presenta graves anomalías incompatibles con la vida o alteraciones cromosómicas, se puede practicar el aborto (llamado eugenésico) hasta el plazo máximo de las 22 semanas de gestación. Antes del tercer mes, el aborto se realiza por aspiración. Tras ese periodo, se utilizan medicamentos que provocan contracciones que permiten expulsar el feto por vía natural, como si fuera un parto. Estas intervenciones se realizan en centros acreditados para la práctica de la interrupción voluntaria del embarazo (algunos sólo pueden realizarlas hasta las 12 semanas y otros con la gestación más avanzada) y en hospitales públicos.

PECHOS BIEN SUJETOS

Durante los nueve meses, el pecho aumenta de volumen por la influencia de las hormonas. La aureola se ensancha y toma un color más oscuro, mientras que las pequeñas glándulas que la componen adquieren relieve. Estos cambios son los causantes de que notemos una cierta tensión. No se puede hacer nada aparte de llevar sujetadores de calidad que sujeten bien los pechos sin comprimirlos. Por lo tanto, mejor olvidarnos de los de tipo balconete y recurrir a lo que tienen una copa honda y tirantes anchos, preferiblemente de algodón, y resignarse a cambiar de talla cuando sea necesario. Algunos fabricantes tienen gamas especiales para mujeres embarazadas con braguitas y sujetadores evolutivos. Pero también se pueden encontrar buenos productos entre la lencería clásica. Es verdad que no son los modelos más sexis del mercado, pero si te importan tus pechos, más vale sacrificar el *glamour* para ganar en confort durante el embarazo.

Quinto mes

El bebé

Si se quiere conocer el sexo del bebé antes de que nazca, es a partir de este mes cuando se podrá saber, en la segunda ecografía. Ahora ya es como un muñequito y presenta unas proporciones armoniosas. Duerme mucho, de 16 a 20 horas al día, pero el resto del tiempo no para de moverse. Su cerebro se desarrolla a gran velocidad. Pueden aparecer algunos cabellos. Al final del mes, el bebé medirá 25 centímetros y pesará unos 500 gramos.

La madre

Aunque sea muy delgada, ya no cabe ninguna duda, el embarazo es claramente visible. Y es que no podría ser de otra manera porque durante este mes el útero acabará alcanzando la medida de un melón.

¿Notas que enseguida te falta el aire cuando realizas un esfuerzo? Es normal. Aprovecha para volverte un poco vaga... ¡Ahora manda la ley del mínimo esfuerzo!

¿Seré un buen padre?

Creo que
me he cargado
el buen ambiente
del principio.

Hoy he almorzado con Benoît. Me llamó para que comiéramos juntos. En cuanto nos hemos sentado se ha disculpado por reaccionar con frialdad cuando le dije que Laura estaba esperando un niño. Me ha contado que a él le angustiaba tanto la idea de tener un hijo que le costaba mucho verlo como algo genial, aunque le ocurriera a otra persona. Entonces no sé qué me ha pasado, pero lo he soltado todo. Le he contado que estaba muerto de miedo al pensar que en algunos meses tendría que asumir a un ser humano en mi vida, que no me sentía capaz, que por la noche tenía pesadillas y que me despertaba sudando... Benoît se ha quedado muy sorprendido. Me ha preguntado si me había dejado convencer por Laura. Le he contestado que ni hablar (de hecho fui yo el primero en hablar de niños). Lo peor es que al principio, cuando lo supimos, yo estaba supercontento. Pero ahora, a medida que avanza el embarazo, Laura cada vez habla más del bebé, le va creciendo la tripa, lleva ropa de embarazada, camina como una embarazada... O sea, que este niño cada vez está más presente en nuestras vidas. Y yo, cuanto más pasa el tiempo, más me pregunto si estaré a la altura, si sabré contestar a las preguntas que me hará ese niño, si conseguiré acompañarle en la vida, si aprenderé a no ser ni demasiado estricto ni demasiado permisivo... Y también espero que Laura y yo no nos separemos nunca. Si no, este niño será otro hijo de divorciados como yo, y eso no quiero ni pensarlo.

Mientras le soltaba todo el rollo de un tirón, Benoît no ha dicho ni una palabra. Tampoco ha tocado su plato. A medida que le iba soltando mi monólogo, iba asintiendo con la cabeza. Al final, simplemente me ha dicho: «¡Lo que me cuentas no me hará cambiar de idea! Pero no te preocupes, estoy seguro de que serás un buen padre». Durante el resto de la comida hemos permanecido callados... Creo que me había cargado el buen ambiente del principio.

EL YOGA PRENATAL,
NUEVE MESES DE *ZEN ATTITUDE*

Esta preparación al nacimiento permite a las futuras madre sentirse bien con su cuerpo y con sus mentes durante todo el embarazo. Mediante unas posturas sencillas, trabajan la respiración para aprender a relajarse, a concentrarse en sus sensaciones y a conocer mejor sus posibilidades corporales. Y es que a medida que pasan las semanas, la tripa ocupa más y más espacio y a menudo se tiene la sensación de perder movilidad. Además, con el peso y el volumen añadidos, el centro de gravedad, fuente de equilibrio, se desplaza.

Resultado A veces tenemos la impresión de que ya no reconocemos nuestro propio cuerpo. Pero gracias a los ejercicios de yoga, se consiguen adoptar posturas que nos parecían imposibles con una enorme tripa. Se pueden descubrir recursos insospechados y familiarizarnos con un cuerpo en constante evolución. Se recupera la confianza en una misma, lo que es esencial para tener una buena vivencia del parto.

El profesor o la profesora de yoga (una matrona o un profesor de yoga que conozca bien el cuerpo de las mujeres embarazadas) a menudo empieza la sesión con ejercicios de respiración en los que se sigue el recorrido del aire por el cuerpo. A base de práctica, se aprende a controlar la respiración, lo que ayuda a soportar mejor las contracciones cuando llega el día D. También te enseñan varias posturas que permiten relajarse o estirar la musculatura suavemente para aliviar algunas molestias: pesadez en las piernas, dolor de espalda, cansancio... De esta manera, cada mujer puede encontrar posturas apropiadas a sus problemillas.

No hace falta ser un yogui de primer nivel para practicar el yoga prenatal. Las principiantes son las más beneficiadas y le sacarán mucho partido. Se puede empezar desde el inicio del embarazo. Las sesiones duran generalmente de 45 minutos a 1 hora, y los precios son variables según el centro (véase el Anexo).

Blandine no quiso epidural

Hoy he ido a ver a Fabienne. También estaba Blandine, su prima, que me ha contado su parto. Tenía que dar a luz en un hospital enorme. El día en que fue a parir, había otras mujeres que estaban como ella. De entrada, Blandine ya había avisado de que no quería epidural, pero le dijeron que valía más que aceptara la anestesia ya que, como había muchos partos ese día, no tendrían mucho tiempo para asistirla y ayudarla a soportar las contracciones. Sin embargo, Blandine se mantuvo firme en su decisión, aunque con el dolor de las contracciones se quejaba y gritaba mucho. Su marido estaba muy impresionado. De hecho, unos días después del nacimiento confesó que había estado a punto de desmayarse varias veces por el miedo que le daban sus gritos. Sin embargo, no había de qué alarmarse. Según la comadrona, que iba pasando de vez en cuando, todo iba por buen camino. Para tranquilizar al marido, la comadrona le explicaba todo el rato que los gritos de una mujer que está de parto son mucho más espectaculares para el que los oye que para la propia parturienta. A mí, personalmente, me parece increíble no querer epidural, pero Blandine quería sentir la llegada del bebé. También deseaba tener una habitación para ella sola, pero cuando lo pidió, tras el parto, le dijeron que ya no quedaban habitaciones individuales. Así que tuvo que compartir habitación con una chica cuya familia al completo fue a visitarla durante los tres días que estuvo ingresada. Cuando volvió a su casa, Blandine estaba muerta. Me dijo: «Todo lo que te deseo es que tengas una habitación para ti solita». Aunque también debe de tener su gracia compartir habitación para poder charlar con alguien cuando el bebé está durmiendo, ¿no?

Quería sentir cómo salía el bebé.

PESADEZ EN LAS PIERNAS. ¿CÓMO ALIVIARLA?

A partir del quinto mes, a menudo aparece un nuevo «problemilla»: las piernas pesadas o cansadas. Pocas mujeres embarazadas logran escapar a esta molestia, que está directamente provocada por mecanismos relacionados con el embarazo. A partir del segundo trimestre, el volumen de líquido en los vasos sanguíneos aumenta mucho. Por otra parte, los índices elevados de progesterona y de estradiol favorecen la dilatación de los vasos sanguíneos. Como consecuencia, a la sangre le cuesta más circular y se estanca en la parte inferior del cuerpo. Además, al aumentar de volumen, el útero comprime la vena cava, que es la encargada de devolver la sangre hacia el corazón.

Si ya antes sufrías de una mala circulación, es muy probable que el embarazo no arregle las cosas, sino al contrario. Así que más vale comentárselo al médico. En la mayoría de los casos no tiene ninguna gravedad y desaparece a las pocas semanas tras el parto. Sin embargo, si aparecen edemas (véase pág. 159), más vale que se lo cuentes enseguida al médico.

Algunas sencillas precauciones permiten limitar la sensación de pesadez:

No cruces las piernas al sentarte porque eso dificulta la circulación de la sangre.

Eleva ligeramente las piernas cuando tengas que permanecer un largo rato sentada (dos o tres guías telefónicas bajo los pies son suficientes).

Evitar pasarse largo rato de pie.

Para aliviar la sensación de pesadez, **masajea suavemente las piernas con un gel mentolado** (de venta en farmacias). Da una sensación de frescor muy agradable.

Haz un poco de ejercicio. Camina, haz una gimnasia suave, natación, yoga... Todo eso mejora la circulación.

Acaba la ducha con un chorro de agua fría en las piernas.

Utiliza medias o calcetines de descanso (tranquila, ¡ya no son como las medias para varices del siglo pasado!).

Ya está, ya he notado cómo se mueve

Teníamos que celebrarlo, así que hemos brindado con zumo de naranja.

Es algo mágico. Hoy, por primera vez, he notado cómo se movía el bebé. Era al mediodía, estábamos en la cafetería. Justo antes de empezar a comer. He notado una especia de roce dentro de la tripa. Como si pasara una serpiente y me tocara muy ligeramente. Era muy extraño. Me he sobresaltado. En aquel momento no sabía qué era, pero enseguida me he dado cuenta. Era algo muy suave, furtivo... ¡Sólo podía ser el peque!

Le he dicho a Claudine, la compañera con la que estaba comiendo: «Creo que he notado a mi bebé moviéndose». Me ha contestado que había que celebrarlo, y hemos brindado con zumo de naranja. Luego me ha preguntado qué sensación me daba sentir los movimientos de mi bebé. Y tengo que confesar que, tras la emoción del primer momento, me ha parecido extraño; me siento como habitada. Tengo la impresión de que hay alguien dentro de mí. Bueno, vale, ya sé que no es sólo una impresión, que realmente hay alguien desarrollándose dentro de mi cuerpo. Pero hasta ahora, era algo muy abstracto. Y ahora ya se ha convertido en algo muy concreto. Está claro, este bebé tiene una existencia autónoma de la mía. Aunque, de momento, me necesite para crecer, desarrollarse y nacer, sus movimientos me recuerdan que es alguien distinto a mí. Si bien por ahora todavía no es una persona, puesto que no ha nacido. Realmente es un proceso alucinante esto del embarazo. Recuerdo la primera vez en que Ingrid esperaba un hijo. Nos decía que le parecía «alucinante» la forma en que «un hombrecito» llegaba al mundo. Yo lo miraba con distancia. No veía lo que tenía de «alucinante» hacer lo que habían hecho miles de mujeres desde hace cientos de años. ¡Y ahora lo entiendo! Cuando pienso en que mi barriga sirve de casa a un bichito que se pasea dentro de mí, la verdad es que me cuesta creerlo. Es a la vez tan maravilloso y tan sorprendente...

EL PARTO EN LA PISCINA (MATRONATACIÓN): DESAFIANDO LAS LEYES DE LA GRAVEDAD

Esta preparación al parto consiste en una aquagym suave que se realiza en una piscina de agua tibia (de 28 a 32°C).

La idea es que como en el agua se pesa menos, las futuras madres, liberadas de las leyes de la gravedad, pueden hacer muchos ejercicios para mantener un buen tono muscular, activar la circulación sanguínea, aprender a respirar correctamente y realizar estiramientos.

Bajo el control de una comadrona, ayudada por un monitor de natación, un grupito de unas diez futuras madres nadan en unas cuantas piscinas. Nadar es una actividad excelente para aliviar los dolores de espalda, la pesadez en las piernas (véase pág. 99) y para estirarse suavemente. Luego, unos sencillos ejercicios de apnea también ayudan a trabajar la capacidad pulmonar. En general, las sesiones acaban con un momento de relajación durante el cual escuchan a la comadrona hablarles del parto mientras flotan encima de colchonetas o con la ayuda de «churros».

Al ser el agua un elemento relajante, a menudo se sale de estas sesiones con una sensación de ligereza muy agradable.

Para llevar a cabo esta preparación, es necesario presentar un certificado médico, porque la piscina puede estar contraindicada en algunos casos, especialmente si se corre el riesgo de tener un parto prematuro.

Los precios varían en función de las piscinas, de las comadronas, etcétera. Algunos centros de la Seguridad Social lo ofrecen y, aunque hay que pagar el precio de la entrada a la piscina, el precio del curso está cubierto. Para más información, véase el Anexo.

1er MES

2° MES

3er MES

4° MES

5° MES

6° MES

7° MES

8° MES

9° MES

Me ceden el asiento en el autobús

Desde que estoy embarazada, a menudo me llaman «señora».

Ya está, ya tengo totalmente el aspecto de una embarazada: hoy me han cedido el sitio en el autobús. Es la primera vez. Un tipo me ha ofrecido su asiento diciéndome: «¿Quiere sentarse señora?». Y me ha hecho gracia porque desde que estoy embarazada a menudo me llaman «señora». Cuando voy al médico, las enfermeras me llaman «señora», la que me hace las analíticas siempre me saluda con un «Buenos días, señora». Y ahora que tengo una tripa ya bastante imponente, hasta los desconocidos de la calle me llaman así. Hasta ahora me llamaban más bien señorita y a menudo me tuteaban, pero parece ser que cuando estás en estado te etiquetan como «señora respetable» y, por lo tanto, casada. O sea, señora. ¡Tiene gracia! Pero la verdad es que también se agradece que te ofrezcan un asiento cuando vas en transporte público. Esta tarde, al volver del trabajo, estaba cansadísima, me empezaba a doler la espalda y me pesaban una barbaridad las piernas, así que me ha ido muy bien poder sentarme. ¡Y es que ya empieza a pesar lo suyo este bebé! Desde que lo noto moverse tengo la impresión de que ha crecido aún más.

Cuando le he contado a Simón que me habían dejado sentarme, se ha quedado encantado. Me ha dicho que de ahora en adelante, gracias a mi barriga, nos convertíamos en «personas preferentes» en todas partes, ya no tendríamos que hacer cola en los cines ni en la caja del súper. Sólo tenía que enseñar mi barrigón a la gente y ¡ala!, ya está, pasaríamos los primeros. Él se partía de risa pero a mí no me ha hecho tanta gracia. Sobre todo porque hace un rato Benoît le ha llamado para ir al cine y he oído a Simón que decía: «No te preocupes, no haremos cola, tengo mi "pase" especial que nos permite entrar en cualquier sitio rápidamente; es Laura... o, mejor dicho, su tripa. ¿Lo ves?, siempre hay que tener a una embarazada a mano...». Ja, ja, qué gracioso. Es increíble lo insensible que puede llegar a ser Simón a veces.

CALAMBRES DESAGRADABLES

Muchas mujeres embarazadas sufren calambres nocturnos. Generalmente empiezan a partir del quinto mes. La aparición de estas contracciones musculares involuntarias y bastante dolorosas, casi siempre en los pies y en las pantorrillas, se ven favorecidas por la inmovilidad y una circulación sanguínea más lenta durante el sueño.

Par aliviarlos, masajea el músculo dolorido y estira la pierna afectada levantando los dedos de los pies hacia ti para estirar el músculo. Otra solución consiste en levantarse y andar estirando bien el pie. Mientras, hay que respirar profundamente para favorecer la relajación muscular.

Si esto no es suficiente y/o sufres a menudo de calambres, mejor hablarlo con el médico. Y es que si bien no se conoce muy bien su causa, se piensa que pueden deberse a una falta de hierro o de magnesio, lo que podría justificar la toma de suplementos de estos minerales (véase pág. 147). Para evitar la falta de hierro, no te olvides de comer cereales integrales, legumbres y plátanos.

CUANDO LA PIEL SE VUELVE TIRANTE Y PICA

Durante el embarazo, la piel tiende a resecarse. Además, debido a las hormonas, se suda más. El resultado de este cóctel de piel seca más sudor es la aparición de picores, sobre todo en la barriga.

A menudo pasajeros y no muy intensos, estos picores aparecen especialmente por la noche y con frecuencia van acompañadas por una erupción cutánea.

Es molesto, pero no se puede hacer gran cosa aparte de:

Cambiar el jabón habitual por uno extragraso.
Después de la ducha o del baño, **aplicarse siempre una crema hidratante.**
Llevar siempre ropa, sobre todo la ropa interior, de **algodón.**

Tras el parto, este problema desaparece, pero si durante el embarazo tienes la impresión que la cosa va empeorando, es aconsejable consultarlo con el médico, ya que podrías sufrir de algún problema hepático (véase pág. 167).

¿Por qué todos cuentan historias espantosas?

Me iba poniendo blanca a medida que escuchaba todas aquellas historias.

Esta noche hemos cenado en casa de Ingrid y Laurent. También estaban Fabienne y Ludovic, Florence y Mathieu, y dos parejas más que conocemos poco y que tienen niños. Al ver mi barriga, una de las amigas de Ingrid me ha preguntado en qué fecha estaba previsto el alumbramiento. Creo que ni siquiera ha escuchado la respuesta porque inmediatamente ha empezado a contarnos su propio parto. Se ve que quería que le pusieran la epidural, y se la pusieron, pero sólo tuvo efecto de un lado. ¿Qué fuerte, no? ¡No sabía que eso podía pasar! Tenía todo el lado derecho del cuerpo anestesiado, pero el izquierdo no. ¡Se ve que la diferencia era abismal! Pero inmediatamente nos ha tranquilizado, porque enseguida el anestesista le volvió a poner otra dosis del producto y a los pocos minutos ya estaba insensibilizada de los dos lados. La otra amiga ha contado que le tuvieron que hacer una cesárea y que después se encontró tan mal que la tuvieron que hospitalizar durante varios días. Ha terminado diciendo: «Fue horroroso, ¡pensaba que me moría!». Luego Ingrid se ha metido en la conversación para contar que la hija de unos amigos de sus padres estuvo a punto de quedarse en el parto, pero no recordaba muy bien por qué.

Yo, a medida que iba escuchando todo aquello, me encontraba cada vez peor. Volvía a pensar en el documental que había visto en el instituto. Al ver que me iba poniendo blanca con todas esas historias, Fabienne ha saltado diciendo que si les parecía bonito contar todos esos horrores delante de mí. Las otras estaban a punto de contestarle en el mismo tono cuando Florence ha calmado un poco el ambiente diciendo que ya había observado varias veces ese fenómeno tan perverso que consiste en contarle a una mujer embarazada todo lo que le puede pasar cuando dé a luz. Vete a saber por qué la gente tiene que contarte sus malas experiencias...

¿QUÉ INCLUYE LA SEGURIDAD SOCIAL?

Aunque puede haber ligeras variaciones de una comunidad autónoma a otra, en general, la Seguridad Social en España ofrece la atención siguiente:

El **seguimiento médico** por parte del tocoginecólogo y la comadrona que te corresponden (7 a 9 visitas aproximadamente).

Las **3 ecografías** morfológicas (una por trimestre). En caso de riesgo de patologías o embarazo múltiple, se pueden realizar más si el médico lo considera conveniente.

Todas las **analíticas de sangre y orina** (triple screening, test O'Sullivan, etcétera) que pida el tocoginecólogo.

Las **sesiones de preparación al parto** organizadas por el Centro de Atención Primaria (de 8 a 10 sesiones). También puede que propongan charlas gratuitas sobre puericultura, alimentación infantil, masaje para bebés, etcétera.

Realización de la **amniocentesis** si se considera necesario.

UN SITIO PARA LOS PAPÁS

Para los futuros papás angustiados, algunos centros ofrecen sesiones de encuentros y charlas donde pueden hablar entre hombres del embarazo de su compañera.

Estas reuniones, generalmente dirigidas por un hombre (un ginecólogo, un psicólogo...) brindan la oportunidad de abordar libremente y sin tabúes todo lo que preocupa al padre desde que el bebé está en camino: **la libido** (la suya y la de su pareja), sus **extraños sueños**, sus **sentimientos confusos** hacia ese hijo, la forma en que viven **los cambios de humor de su pareja**, sus **angustias respecto al parto**, a su **paternidad**... Estas sesiones sólo pueden ser provechosas. Por una parte, son la ocasión de constatar que hay otros hombres que se encuentran en una situación parecida y, por otra parte, se les brinda la oportunidad de hablar de ese bebé que ellos también esperan, aunque no sea dentro de su propio cuerpo.

1er MES

2° MES

3er MES

4° MES

5° MES

6° MES

7° MES

8° MES

9° MES

Saber o no saber el sexo, ésta es la cuestión

El ecografista ha decidido decírselo a los dos o a ninguno.

Hoy habríamos podido conocer el sexo de nuestro bebé porque nos tocaba la segunda ecografía. Esta vez no ha habido sorpresas desagradables, me han hecho una eco con una sonda en la tripa. El caso es que yo no quería saber el sexo del bebé y prefería aguardar la sorpresa para el día del nacimiento. Simón, en cambio, sí quería saberlo. Así que cuando el médico nos lo ha preguntado, le he pedido que se lo diga a Simón pero a mí no. Pero él se ha negado. Nos ha contado que, después de haberle dado muchas vueltas al tema y de haber leído un montón de cosas escritas por psicólogos, había decidido que se lo diría a los los dos padres o a ninguno. Decía que si no, se crea un ambiente de mentira alrededor del nacimiento del bebé. El que sabe, hace como si no lo supiera, propone nombres de niño aunque sepa que es una niña (o al revés), o hasta le hace creer al otro que es una niña cuando es un niño. En definitiva, se crea una atmósfera de incertidumbre que no es positiva para el bebé. Francamente, no sé muy bien cómo tomármelo, pero supongo que lleva parte de razón si ha estado pensando y leyendo sobre el tema. Nos ha dicho que nos dejaba el tiempo de la ecografía para pensárnoslo y ponernos de acuerdo. Durante la eco, Simón estaba muy atento a la pantalla, como si fuera a descubrir un pito, o su ausencia, en cualquier momento.

Yo, aunque no quería saberlo, también he intentado fijarme. Pero nada. La verdad, no sé cómo hacen los ecografistas para reconocer el sexo del bebé. En cambio, hemos visto bien la cara del peque y, sobre todo, hemos vuelto a oír cómo latía su corazón. Sigue siendo muy rápido y se me ha puesto la piel de gallina. Al final, el ecografista nos ha dicho: «Bueno, ¿queréis saberlo o no?». Y Simón ha contestado enseguida «queremos que sea una sorpresa». Ni lo habíamos hablado, supongo que lo ha hecho para hacerme feliz. Esta mañana, estaba muy emocionado al pensar que iba a saber si era chico o chica. ¡Qué bien se está portando conmigo, la verdad!

LA SEGUNDA ECOGRAFÍA: TODO SOBRE EL BEBÉ

Ha llegado el momento de otra gran cita con el bebé. Gracias a la tecnología se puede ver realmente la cara del niño en pantalla. ¡La emoción está garantizada!

¿Cuándo se realiza? En el quinto mes, entre las semanas 20 y 22 de amenorrea.

¿Cómo? Con una sonda en la tripa.

¿Qué se le mira? ¡Todo! Los órganos del feto ya están formados. De hecho, es el momento en el que te pueden dar una respuesta a la gran pregunta: ¿niño o niña?

Esta ecografía, que toma más tiempo (puede durar hasta 45 minutos) permite evaluar el crecimiento del bebé (el cráneo, el abdomen, el fémur...). El ecografista comprueba que todos los órganos tengan un aspecto normal (corazón, riñón, cerebro, tubo digestivo, extremidades...) y controla la vitalidad del bebé, así como su ritmo cardíaco. Este conjunto de datos permiten detectar posibles anomalías, malformaciones o enfermedades. Por otra parte, el ecografista comprueba la posición de la placenta y la cantidad de líquido amniótico.

Conviene tener en cuenta... que la ecografía es un examen que no causa ningún dolor y no presenta ningún riesgo, y que se realiza tanto en centros privados como públicos. La puede realizar tanto un médico como una comadrona. Durante el examen, no hay que preocuparse por si fruncen el ceño, aprietan los labios o hacen cualquier otra mueca mientras miran la pantalla. A priori, no tiene por qué significar nada malo. Pueden ser simplemente las «caras de concentración» que ponen mientras están trabajando. Por otra parte, mejor no atosigarles con preguntas mientras está «examinando» al bebé. Más vale esperar que hayan acabado para consultarles las dudas.

¿Rosa o azul?

Me veía a mí mismo con un niño encaramándose por mi espalda disfrazado de jefe indio.

¿Tendré un niño o una niña? ¿Una niña o un niño? Sabremos la respuesta el día en que nazca el angelito porque Laura no quería saberlo y el ecografista se ha negado a decírmelo únicamente a mí. Así que durante todo el tiempo que ha durado la ecografía, me he imaginado teniendo a una cosa y luego la otra. Primero, me he imaginado con una chiquilla con trencitas, contándole cuentos de Blancanieves y la Cenicienta en una habitación atestada de muñecas; la veía con un tutú rosa y una panda de amiguitas con las que saltaría a la comba. Luego me he imaginado con un niño, chutando una pelota, encaramándose por mi espalda disfrazado de jefe indio, apuntándole al tenis o jugando a Spiderman.

Es curioso, pero cuando vuelvo a pensar en ello, me doy cuenta de que todo eran clichés: la niña haciendo cosas de niña y el chico con actividades de niño. Quizá tenga un hijo al que le guste la danza o una niña a la que le encante disfrazarse de Spiderman. Al fin y al cabo, ¿por qué no? Pero es verdad que, de forma espontánea, al dejar simplemente vagar mi imaginación, me he visto con una niña bailarina o con un chico futbolista. Será que los clichés no desaparecen así como así y que se pueden infiltrar en la educación que les das a tus hijos sin que te des cuenta. Tendré que andarme con ojo.

Al final de la ecografía, me sentía tan feliz con todo aquel montón de imágenes en la cabeza, que ya no me apetecía saberlo. Prefiero poder seguir imaginando: ahora niño, ahora niña.

EL ARDOR DE ESTÓMAGO

Son habituales durante el embarazo, por dos razones. Por una parte, la **progesterona**, que es la hormona de la relajación, actúa sobre la pequeña válvula que impide el paso de los alimentos entre el estómago y el esófago. Al estar demasiado «relajada», no cierra como de costumbre y ya no impide el reflujo de los alimentos. Por otra parte, a medida que el bebé va creciendo, el útero **presiona sobre el estómago** y lo empuja hacia arriba, lo que causa un reflujo gástrico hacia el esófago. Al ser ácido, este reflujo provoca una sensación de quemazón.

CLAVES PARA ALIVIARLO

No hacer comidas demasiado pesadas, más vale fraccionar, es decir, comer más a menudo pero menos cantidad; **evitar los alimentos grasos y picantes** que cuesta digerir y son irritantes y las **bebidas calientes (café, té) o con gas; no tumbarse inmediatamente después de comer**, sino esperar un par de horas, y si no podemos esperar, es mejor **conservar el tronco elevado** recostando la espalda en unos cojines, por ejemplo; **elevar ligeramente la cama** por el cabecero. Si aun así se sigue teniendo ardor de estómago, es aconsejable hablarlo con el médico o la comadrona para que recete el tratamiento más adecuado (un protector gástrico o, si no es suficiente, un medicamento que disminuya la acidez gástrica).

ESTRÍAS: DESGRACIADAMENTE NO SOMOS TODAS IGUALES

Esas rayas poco estéticas pueden aparecer tan pronto como la futura madre empieza a aumentar de peso ya que la piel tiene que estirarse, sobre todo en la zona abdominal, pecho, nalgas y parte alta de los muslos. Las fibras de la piel se rompen, lo que da lugar a las estrías, que difícilmente desaparecen y casi nunca lo hacen por completo. Es verdad que existen cremas, que siempre ayudan a controlar el destrozo. Sin embargo, hay pocas posibilidades de que sean de una eficacia absoluta ya que la aparición de estrías depende, sobre todo, del tipo de piel.

Fuimos al cumpleaños de Cyril

Me habría tomada una copita de champán.

Ayer fue el cumpleaños de Cyril, el compañero de mi amiga Sophie. Le pedí a Ingrid que me prestara su vestido largo de embarazada y después de haberle jurado y perjurado que lo trataría con mucho cuidado, que no lo mancharía de bebidas ni de pastel de chocolate, acabó por prestármelo. No sé por qué le da tanta importancia a ese vestido, desde que ha tenido a su segundo hijo le dice a todo el mundo que con dos niños ya tiene de sobra. Bueno, al fin y al cabo tampoco es cosa mía.

Como llevaba ese vestido a la fiesta, pude ponerme las deportivas sin que se vieran. Como de costumbre, como cada vez que Sophie y Cyril organizan una fiesta en su casa, había muy buen ambiente. Había gente, música y abundante pica-pica. Y sin embargo, no me lo pasé bien. Me puse a bailar pero, enseguida, me empezó a doler la espalda. Tenía la impresión de que la barriga me pesaba una tonelada y al poco rato noté unos dolores en el bajo vientre. La cuñada de Sophie me vio cogiéndome el «bombo» con la mano y me preguntó si me encontraba bien. Le dije que me dolía un poco y me aconsejó que descansara un rato, probablemente eran pequeñas contracciones. Y ella sabía de lo que hablaba, es enfermera. Total, que dejé de bailar. Me habría tomado una copita de champán, pero no me atreví. Con todo lo que he leído y oído sobre el alcohol durante el embarazo, no lo habría disfrutado. Así que bebí agua. Repetí tres veces de tarta de chocolate. Me temo que en la próxima visita médica voy a pulverizar todos los récords en la báscula. La verdad es que me quedé un poco depre por no poder bailar ni beber alcohol, así que nos fuimos temprano a casa. Creo que Simón se habría quedado más rato, pero a mí la fiesta me dejó frustrada. ¡A veces no tiene mucha gracia estar embarazada!

PARA ALIVIAR ALGUNAS MOLESTIAS ¿POR QUÉ NO PROBAR LA ACUPUNTURA?

La acupuntura nos llega de la medicina china. Consiste en introducir unas agujas metálicas muy finas (de oro, plata, etc.) en unos puntos precisos del cuerpo y dejarlas durante un tiempo, lo que permite aliviar dolores y molestias, y hasta prevenirlos. Por supuesto, también funciona con todas las pequeñas y grandes molestias del embarazo: náuseas persistentes, pesadez en las piernas, dolores de espalda... Algunas comadronas han recibido una formación específica en acupuntura y la practican hasta en la sala de parto para facilitar la dilatación del cuello del útero o regular las dilataciones. Aunque prefieras la epidural, nada te impide probar la acupuntura ya que en esta época de embarazo en la que hay que reducir al máximo la toma de medicamentos, está técnica puede ayudar y aliviar varios «problemillas».

Para más información, véase el Anexo.

¿CONTRACCIONES? TÓMATELO CON CALMA

¿Notas que se te pone duro el abdomen? ¿Has notado una sensación fugaz de tirantez en el bajo vientre? ¿Es algo doloroso, pero se te pasa enseguida? Probablemente sea una contracción. Durante estos nueve meses, pueden ir apareciendo de vez en cuando, sobre todo si estás nerviosa, muy cansada o después de hacer un esfuerzo físico demasiado intenso. Mientras sean muy cortas y poco dolorosas, no hay que preocuparse. Tu cuerpo te está mandando la señal de que hay que tranquilizarse y descansar. ¡Escúchalo!

En cambio, si las contracciones se vuelven más frecuentes, si tardan en desaparecer y son muy dolorosas, hay que acudir rápidamente al médico... ¡No se trata de alumbrar antes de tiempo!

Yo también he engordado

Hacía ya algunas semanas que notaba que algunos pantalones me apretaban un poco más de lo normal. Y ayer por la noche, cuando pasaron Benoît y Catherine por casa, ella me dijo que le parecía que estaba un poco más llenito. Enseguida añadió que era totalmente normal. Según ella, estoy pasando un embarazo psicológico. Como mi pareja está embarazada, se ve que engordo y también me sale barriga para hacer como si yo también estuviera esperando un hijo. Por lo que decía, es una forma inconsciente de solidarizarme con Laura, de intentar sentir lo que ella siente y de llevar yo también el niño para prepararme para su llegada. No sé... Sin embargo un día Laura dará a luz de verdad y perderá sus kilos, ¿y yo qué? ¡No saldrá nada de mi tripa! En cualquier caso, creo que ya es hora de que le haga caso a la ginecóloga de Laura y empiece a vigilar un poco lo que comemos. Porque aunque Catherine no haya hecho prueba de la mayor delicadeza del mundo, lo que está claro es que si me ha dicho que había engordado, es que se nota. Lo que no sé es si ésta es mi manera de tener al bebé.

En cualquier caso, desde que hicimos la primera ecografía, me siento mejor en relación con la llegada de este bebé. A menudo me imagino llevándolo en brazos. O me veo ya con un peque, a veces niña, a veces niño, haciendo ballet o jugando al fútbol, construyendo castillos de arena a la orilla del mar o muñecos de nieve al lado de las pistas de esquí. Lo que sí tengo siempre es su manita en la mía, y es una sensación maravillosa...

> Según ella, estoy pasando un embarazo psicológico.

EMBARAZO, CALOR Y SOL: UN TRÍO PELIGROSO

El verano no es la mejor época para las embarazadas. Y es que los rayos de sol son especialmente nocivos para las mujeres en estado porque pueden causarles un oscurecimiento de la piel alrededor de los ojos (llamado máscara del embarazo) o grandes manchas bastante antiestéticas y muy difíciles de eliminar por completo una hayan hecho su aparición. Por lo tanto, más vale huir de la radiación solar, especialmente en las horas centrales del día (entre las 12 y las 16). Y cuando te expongas al sol, no olvides untarte con crema de alta protección aunque te pongas morena con facilidad ni protegerte con un sombrero de ala ancha.

Por otra parte, debido a que las embarazadas tienen una temperatura interna más elevada, siempre sufren más el calor que el resto de las personas en cuanto aprieta el calor.

Tres truquillos para refrescarse Llevarse el atomizador de agua para la cara a todas partes, poner las manos bajo un grifo de agua fresca de vez en cuando, y la receta de la abuela: sumergir los codos en agua fría durante unos minutos.

Queda la molestia de la pesadez en las piernas Por efecto del calor, la circulación empeora. ¡Y eso que ya no estaba muy bien debido al embarazo! Las piernas tienden a hincharse, especialmente al finalizar el día. Par aligerar el tema, vale la pena aplicar los consejos para pesadez en las piernas. Y, otro truco de la abuela, hay que meter los pies en un barreño de agua fría con sal gorda (o bien, si estás cerca de la playa, camina por la orilla con agua hasta media pantorrilla), eso ayuda a reactivar la circulación.

Y, sobre todo, hay que beber, beber y beber, ¡aunque no se tenga mucha sed!

¡Un bebé con dos mamás y un papá!

Es la historia de un bebé cuya madre biológica también es su tía.

Hoy he leído en el periódico una historia absolutamente increíble. Iba de un bebé cuya madre biológica también es su tía. De hecho, la mujer que se inscribió en el registro civil como la madre del pequeño no era fértil. Tras someterse a una operación, ya no podía ovular ni quedarse embarazada. Pero ella y su marido querían tener un bebé. Así que lo habló con su hermana y ésta se ofreció para ser inseminada por el marido y llevar ella el niño al mundo. ¡Es muy fuerte! Llevar al hijo de tu hermana... ¡Me parece increíble! La pareja aceptó, y el embarazo funcionó. Así que la chica dio a luz a su sobrino. Al leer este artículo se me ha puesto un poco la piel de gallina, pero bueno. Lo que no decía el periodista era como se las han arreglado después para hacer los papeles en el registro civil.

Esta historia curiosa tuvo lugar en Inglaterra, donde este tipo de prácticas tienen pinta de no ser tan fuera de lo común, puesto que las madres «de alquiler» están autorizadas. En España o en Francia, por ejemplo, están prohibidas, pero según lo que decía el artículo, la gente se espabila para saltarse la ley y, de hecho, también se dan. Incluso había algunos testimonios anónimos que decían que era carísimo. No me extraña, en cuanto algo está prohibido, se monta un negocio.

LAS VARICES: MÁS ANTIESTÉTICAS QUE PELIGROSAS

Las varices, que van desde una ligera línea azulosa hasta gruesas venas que sobresalen bajo la piel, pueden aparecer durante el embarazo y son una posible consecuencia de la pesadez en las piernas (véase pág. 99).

Si ya se sufría de este problema antes del embarazo, generalmente se acentúa cuando se espera un niño. También se acentúa cuando se tiene sobrepeso. En la mayoría de los casos, no presenta gravedad alguna. De hecho, las varices pueden desaparecer de forma espontánea unas semanas después del parto. Sin embargo, una sensibilidad especial a la altura de las pantorrillas o de los muslos (unas punzadas que se acentúan cuando se masajea la zona), y si estos síntomas van acompañados de edemas (véase pág. 159), de una inflamación, de una aceleración del ritmo cardiaco o de una subida de la temperatura corporal, pueden ser indicios de un inicio de flebitis (formación de un coágulo en la pierna). Por lo tanto, hay que hablarlo sin demora con el médico.

Las precauciones son las mismas que las que permiten limitar las molestias de la pesadez en las piernas.

UN DEPORTE, ¿PERO CUÁL?

A menos que el médico no contraindique toda actividad física (en caso de riesgo de parto prematuro), practicar deporte de forma suave es excelente durante el embarazo. Permite mantener la forma física general, reforzar la capacidad respiratoria y el tono muscular. Así que adelante con los paseos, la natación, el yoga, la gimnasia suave... Eso sí, ¡sin llegar nunca al agotamiento! En cambio, hay que evitar todos los deportes de velocidad por el riesgo de caídas: nada de esquí náutico ni de montaña, nada de windsurf ni de surf, nada de equitación ni de bicicleta (excepto la estática). También hay que olvidarse de los deportes violentos como el boxeo, el karate o el judo, así como los deportes de aventura como el paracaidismo, el ala delta, el puenting, el alpinismo, la escalada, etcétera. ¿Cómo que por qué?

Sexto mes

El bebé

La mielina, una sustancia grasa, va recubriendo poco a poco la médula espinal. Esta mielización que prosigue tras el nacimiento y hasta la adolescencia, garantiza el buen funcionamiento del cerebro y, en particular, la transmisión de la información que proviene de los órganos sensoriales (está caliente, quema, está bien...). Además, hace que abra y cierra la boca: es el reflejo de succión. Si, por casualidad, su mano o su pulgar le rozan los labios, los chupa. Al final del mes, el bebé medirá 35 centímetros y pesará alrededor de 1 kilo.

La madre

En cuanto a las «pequeñas molestias cotidianas», pasarás por una época más tranquila. Es el momento de informarse sobre dónde darás a luz y si es posible, visitarlo (mejor si vas con el futuro papá). Y, sobre todo, no olvides las clases de preparación al parto.

¿Por qué no un parto en casa?

Simón me ha dicho que si me había vuelto loca.

Acabo de volver del centro médico, hoy he ido a mi primera sesión de preparación al parto. Ha sido muy interesante, una comadrona nos ha hablado de las señales que nos indican que pronto nos pondremos de parto y del momento en el que hay que coger los bártulos e irse para la clínica. En la sala, estábamos un puñado de barrigonas y hemos empezado presentándonos. La mayoría esperaban a su primer hijo, como yo. Pero algunas iban ya por el segundo embarazo y, al pedírselo la comadrona, nos han contado como había ido su primer parto. Una de ellas nos ha contado que su primer parto lo tuvo en casa, porque ella y su pareja preferían vivir ese acontecimiento en casa. Tranquilamente. Sin tener demasiadas batas blancas ni aparatos a su alrededor. A su lado, sólo había una comadrona y una auxiliar. Por supuesto, a la madre no le pusieron epidural. No te ponen anestesia cuando das a luz en casa. Pero, por lo que contaba, todo fue bien. De hecho, quería volver a hacer lo mismo con el segundo, pero ahora está con otra pareja y a él no le hace ninguna gracia lo del parto en casa. Tiene miedo de que ocurra algo grave.

Al salir de la clase, he pensado que podría estar bien tener a mi hijo en casa. Al fin y al cabo, mis dos abuelas parieron en su casa. Así que, ¿por qué yo no? ¡Tampoco debe de ser tan complicado! Pero por la noche, cuando se lo he comentado a Simón, me ha dicho que ni hablar, que si me había vuelto loca. Ha salido con las peores cosas que te pueden pasar. Le he contestado que generaciones de mujeres lo habían hecho antes que yo y que no todas estaban muertas. Pero no se ha bajado del burro. Se ha metido en Internet y me ha sacado un montón de estadísticas sobre el número de mujeres que, antiguamente, morían en el parto. Con todo eso, se me han pasado un poco las ganas.

UN FETO MUY ESPABILADO

Los órganos sensoriales del feto se ponen en funcionamiento enseguida.

El tacto es el primer sentido que se activa Al final del segundo mes de embarazo, las neuronas táctiles ya son operativas. La boca es la parte del cuerpo que adquiere sensibilidad más precozmente, así que el bebé empieza tocando con los labios y con la lengua: chupa el cordón umbilical y, durante las ecografías, a veces se le puede ver chupándose el dedo gordo.

El olfato y el gusto se desarrollan en paralelo durante todo el embarazo. Al tragar líquido amniótico, que tiene el gusto de lo que ha comido la madre, el bebé empieza a percibir lo dulce, lo salado, lo amargo, etcétera.

La vista es el sentido que menos se desarrolla *in utero* Aunque todos los receptores ya están formados al final del séptimo mes, los ojos todavía no están suficientemente maduros. Hay que decir que reciben pocos estímulos durante el embarazo, ya que el bebé se encuentra en una oscuridad casi total durante los nueve meses.

El oído A partir de la semana 22 de gestación, el sistema auditivo ya está maduro. En el sexto mes, el bebé puede percibir sonidos: el ruido de los latidos del corazón de su madre y el de sus intestinos, su voz, etcétera. También puede oír ruidos del exterior, pero todo le llega amortiguado por el líquido amniótico. Para hacerte una idea de lo que oye tu bebé, piensa en lo que oyes cuando tienes la cabeza bajo el agua.

Según algunos científicos, el feto es receptivo a lo que se le dice. Pero es difícil decir si, al oír una conversación, sabe distinguir la alegría del enfado, por ejemplo. Sin embargo, se ha podido observar que un sonido fuerte e inesperado lo sobresalta y le provoca una aceleración del ritmo cardiaco. Además, contrae el torso y se mueve mucho, lo que probablemente indique que no es del todo de su agrado.

1er MES 2º MES 3er MES 4º MES 5º MES 6º MES 7º MES 8º MES 9º MES

¿Y qué nombre le vais a poner?

Desde hace un tiempo, ya no podemos hablar con amigos, familiares, compañeros, o hasta totales desconocidos sin que, en un momento u otro, alguien nos haga la pregunta fatídica: «¿Y qué nombre le vais a poner?». La verdad es que empieza a resultar pesado. ¿Qué más les da cómo llamemos a nuestro hijo?

Siempre hay alguien que nos hace la pregunta fatídica.

De todas formas, no tenemos ni idea. Al no saber si es niña o niño, tan pronto hablamos de nombres de niña como empezamos a buscar nombres de niño. Además, Simón y yo no nos ponemos de acuerdo. Yo, para un chico, dudo entre Lucien y Hugo. Simón prefiere Paco o Max. Para niña, estamos más o menos de acuerdo con Clara, pero también me gustan Chloé y Sophie. Sin embargo, Simón encuentra que Sophie es un nombre de chica de nuestra edad... Me agobia que todo el mundo quiera saber qué nombre le vamos a poner. Generalmente, las preguntas empiezan de la siguiente forma: «¿Ya sabéis lo que es?». Y cuando me pillan de mal humor les contesto: «¡Un bebé!», lo que en general les hace gracia. Cuando estoy de buen humor, respondo: «No, no queremos saberlo». Y ahí las reacciones son bastante curiosas. Algunos se sorprenden: «Ah, no queréis saberlo, ¿y eso por qué?». Luego hay los que aprovechan para contarte su vida: «Nosotros tampoco queríamos saberlo, pero en la tercera ecografía acabamos por preguntarlo». O, al contrario: «Nosotros también queríamos mantener la sorpresa». Ya me imagino que siempre te lo dicen de buena fe. Pero me pone de los nervios. Además, me he fijado en que cuando comentamos algún nombre en el que hemos pensado, muchas personas hacen comentarios del tipo «me gusta éste, no me gusta aquel otro...». Que si Lucien queda como de viejo, Clara es muy clásico, Hugos hay muchos... me da ganas de decirles que si quisiera su opinión ya se la pediría, pero no me atrevo... ¡de momento!

BONAPACE, LA PREPARACIÓN AL PARTO

Desarrollada en Canadá a finales de los años ochenta, esta preparación al parto también se lleva a cabo en Europa desde principios de 2000.

El objetivo es implicar a los papás en el embarazo y el parto, lo que permite por una parte aliviar las molestias de su compañera durante el embarazo (estrés, insomnio, dolor de espalda) y, por otra, el dolor de las contracciones el día del parto.

Se basa en tres técnicas:

La digitopuntura Se sustituyen las agujas por los dedos para que el padre pueda presionar sobre los puntos tradicionales de acupuntura.

Los masajes Realizados por el futuro padre, ayudan a aliviar las tensiones de la madre.

Desviación de la atención Para que en el día D, la madre no se concentre en el dolor de las contracciones, se le enseña al padre cómo captar la atención de su pareja ayudándola a concentrarse en su respiración.

Esta preparación comprende ocho sesiones de tres cuartos de hora realizadas por una comadrona o un médico. Véase más información en el Anexo.

¿SE PUEDE PONER CUALQUIER NOMBRE A UN BEBÉ?

Según el artículo 54 de la Ley de 8 de junio de 1957 del Registro Civil, existen una serie de limitaciones a la hora de escoger un nombre para tu retoño:

No podrá consignarse más de un nombre compuesto, ni más de dos simples.

Quedan prohibidos los nombres que objetivamente perjudiquen a la persona, así como los diminutivos o variantes familiares y coloquiales que no hayan alcanzado sustantividad, los que hagan confusa la identificación y los que induzcan en su conjunto a error en cuanto al sexo.

No puede imponerse al nacido el nombre que ostente uno de sus hermanos, a no ser que hubiera fallecido, así como tampoco su traducción usual a otra lengua.

¿Qué me pasa?

Un bebé es para toda la vida. No lo puedes devolver.

Me sentía tan feliz cuando Laura me dijo que estaba embarazada, que no entiendo por qué ahora estoy tan confuso. Algunos días estoy bien, tengo ganas de que nazca el bebé, me imagino jugando y riendo con él. Pero otros días me asalta el pánico en cuanto veo un cochecito por la calle.

Sinceramente, no sé qué me pasa, pero se me funden los plomos. Me he metido en Internet para leer cosas sobre la paternidad, sobre el famoso embarazo psicológico que comentaba Catherine, la pareja de Benoît. Se ve que es normal tener una mezcla de sentimientos contradictorios cuando esperas la llegada de un hijo, sobre todo si es el primero. He leído muchos rollos sobre el tema: el paso a la edad adulta, algunos elementos mal asimilados de la infancia que vuelven a aparecer, la imposibilidad de dar marcha atrás... Claro, y es que un niño no es como un pez de colores, no lo puedes devolver a la tienda. Lo tienes de por vida.

No me atrevo a comentárselo a Laura. Ella parece tan serena, tan feliz... Me da la impresión de que no tiene ninguna duda. Excepto sobre el parto. En ese tema veo que no tiene las ideas muy claras porque un día me dice que tiene miedo a dar a luz, pero otro me dice que le gustaría parir en casa, sin médico, sólo conmigo y la comadrona. De alguna forma, cuando dice estas cosas me siento mejor; veo que a ella se le cruzan los cables tanto como a mí.

Me ha propuesto ir a clases de haptonomía: es una preparación al parto que implica al padre. Me parece bien ir, estoy dispuesto a hacer lo que sea para que se me pasen estos ataques de angustia cuando pienso en el bebé. Laura ha pedido cita para dentro de dos semanas. Tengo ganas de que llegue.

OSTEOPATÍA: PARA SENTIRTE MEJOR EN TU CUERPO

La osteopatía es una medicina de las llamadas naturales que considera el cuerpo como un conjunto de huesos, músculos y órganos que actúan los unos sobre los otros. De esta forma, cuando se interviene sobre una parte, se puede actuar sobre otra en la que se siente dolor. Por ejemplo, una vértebra o un coxis dolorido pueden ser los detonantes de migrañas, náuseas, tensiones en las piernas, etcétera. El talento del osteópata consiste en identificar cuál es el origen del problema y actuar sobre él mediante manipulaciones suaves (hoy en día pocos osteópatas hacen crujir los huesos). A menudo, una única visita es suficiente para resolver el problema por el que hemos acudido que, en caso de embarazo, generalmente son los dolores de espalda.

La osteopatía no esta cubierta por la Seguridad Social, pero sí por algunas mutuas. Para más información, véase el Anexo.

CUANDO LA PLACENTA NO ESTÁ EN SU SITIO

En la gran mayoría de los casos, el óvulo fecundado se implanta en el fondo del útero y la placenta se desarrolla al lado. Sin embargo, a veces la placenta se fija un poco más abajo y entonces recubre el cuello del útero. Es lo que se denomina placenta previa.

A menudo se detecta la posición incorrecta de la placenta en la ecografía del segundo trimestre. No obstante, en esta fase del embarazo, todavía no hay por qué alarmarse porque puede ser que suba cuando el útero aumente de volumen. En la tercera ecografía, se vuelve a comprobar su posición.

Si no ha subido en las últimas semanas antes del parto, las contracciones pueden producir sangrados, o hasta provocar que se despegue. En estos casos, puede que sea necesario recurrir a la hospitalización. Si el sangrado persiste, quizás haya que realizar una cesárea de urgencia. En todo caso, la cesárea será inevitable si la placenta cubre totalmente el cuello, puesto que impide el paso del bebé.

1er MES
2º MES
3er MES
4º MES
5º MES
6º MES
7º MES
8º MES
9º MES

¡Qué susto me he llevado!

Me he pasado el día pendiente del más mínimo movimiento de mi bebé.

Ayer lo pasé fatal. Ya no notaba los movimientos del bebé. De hecho, todo empezó la noche anterior, cuando me levanté para beber un vaso de agua. Resbalé y me caí de la cama. Por suerte está casi a ras del suelo y no me hice daño. Pero durante todo el día siguiente (es decir, ayer), ya no noté las volteretas de mi pequeño. Me di cuenta después de comer y me pasé el resto del día pendiente de su más mínimo movimiento. Pero nada. Poco a poco, me fue entrando pánico y terminé por llamar a Simón. Me imaginaba que la caída debía de haber sido más fuerte de lo que recordaba y que había matado al niño. Fue horrible. Me puse a llorar. Mis compañeras intentaban consolarme y me aconsejaron que llamara al médico. Lo hice, y me dijeron que fuera al hospital enseguida. Así que me fui al momento. Simón también iba para allá. De hecho, ya estaba allí cuando llegué a la sala de espera. Le conté a la chica de recepción por qué iba de urgencias. Se lo dijo a una ginecóloga y ésta me hizo pasar enseguida a su consulta. Me preguntó si había tenido pérdidas desde mi caída. Pues no. Si había tenido contracciones o dolores abdominales. Tampoco. Me examinó. Me hizo una ecografía y ¡uf!, oí los latidos del corazón de mi bebé. Casi de inmediato, noté también cómo se movía. Después, ya no podía parar de llorar, pero de alivio. Le pedí disculpas mil veces a la doctora, a la chica de la recepción y a Simón. Pero fueron muy majos conmigo. La chica de recepción me dijo que cuando estás embarazada y te preocupa algo, no hay que dudar en acudir a un médico. Y la ginecóloga añadió que en todo caso no era una pérdida de tiempo puesto que servía para dejar de estar angustiada. Para celebrar el alivio, Simón me invitó a un restaurante. Comimos un cuscús. Lo necesitaba para reconfortarme.

Preguntas y respuestas

LA GUARDERÍA: HAY QUE PLANIFICARLO YA

¿Con quién dejaremos al bebé cuando tengamos que volver al trabajo? Quizá te parezca todavía un poco pronto para preocuparte por este tema. Sin embargo, encontrar una plaza en un centro que se adecue a nuestras necesidades (económicas, de horarios, etcétera) puede convertirse en una tarea realmente complicada que requiere planificación.

En España, las guarderías públicas (que no son gratuitas, pero sí más económicas que las privadas) no ofrecen el número de plazas suficientes, ni mucho menos, para cubrir toda la demanda. Generalmente, las inscripciones se realizan en el mes de abril o mayo, y sólo están abiertas a los niños que ya han nacido. Los que nacen más tarde, se pueden inscribir si quedan plazas libres, lo que no es muy habitual, así que a menudo hay que reservar una plaza en un centro privado (si aceptan bebés a medio curso) y completar la inscripción cuando nazca el bebé.

A la hora de dar prioridad a un bebé o a otro, en las guarderías públicas se aplican una serie de criterios de preferencia, como el hecho de tener a un hermano en el centro, que los padres vivan y trabajen en el municipio, no superar cierta renta familiar, etcétera.

A partir de los 3 años, la escolarización es gratuita en los centros públicos y, a partir de los 5, ya es obligatoria, ya sea en un centro público como privado o concertado.

¿PUEDE SER QUE EL BEBÉ TENGA HIPO EN MI BARRIGA?

Si notas una serie de pequeños sobresaltos rítmicos y regulares con una duración de hasta media hora, no te preocupes, es el bebé que se mueve haciendo unos movimientos bruscos. Puede parecerse al hipo. Es normal y hasta buena señal, porque quiere decir que está activo y en buena forma física.

1er MES 2° MES 3er MES 4° MES 5° MES 6° MES 7° MES 8° MES 9° MES

Mi madre se empeña en que coma hígado

Siempre se lo acababa comiendo mi padre, porque yo, es que no lo soporto.

He ido a pasar el fin de semana con mis padres ya que Simón se marchaba a la montaña con unos amigos. Lo tenía organizado ya desde hace mucho tiempo y, a pesar del susto del otro día, no me atreví a pedirle que se quedara conmigo. Pero en lugar de quedarme sola en casa, preferí irme a casa de mis padres a que me mimaran. Como iba yo, mi madre decidió que haría hígado de ternera. Y cuando mi madre decide algo, no da su brazo a torcer tan fácilmente. Sabe que odio el hígado de ternera. Pero como está convencida de que es muy bueno para lo que tengo (un bebé en la barriga), se pasó todo el fin de semana preparándolo de mil formas para que me lo comiera: con patatas fritas, cortado en finas lonchas y vuelta y vuelta en la sartén, con una salsa y pasta, en ensalada... Creo que la única preparación que no intentó fue en sorbete. Pero al final, siempre se lo acababa comiendo mi padre, porque yo, es que no puedo, frente al hígado de ternera mi boca se cierra herméticamente. Y cada vez me decía: «Pues con lo bueno que es para ti y para tu bebé...». Me encanta mi madre. Siempre pendiente de los demás. Y además, me hace gracia porque cuando se le mete una idea en la cabeza y tú te resistes, vuelve a la carga una y otra vez, con suavidad, sin enfadarse nunca y con una constancia sorprendente. El domingo por la noche, cuando Simón vino a buscarme, otra vez había preparado hígado de ternera. Simón lo odia tanto como yo, pero como es tan educado, se lo comió. Le hice el comentario a mi madre de que, de forma indirecta, mi bebé sacaría provecho de aquel hígado de ternera ya que lo bueno para el papá le va bien a la mamá y, de rebote, al niño. Reconozco que es un razonamiento un poco retorcido, pero en aquel momento fue lo único que se me ocurrió. Mi madre levantó la mirada al techo con cara de desesperación. ¡No me extrañaría que en unos cuantos días volviera a la carga!

Preguntas y respuestas

GIMNASIA SUAVE, NUEVE MESES EN FORMA

Es otra técnica de preparación al parto. Su objetivo es el de acompañar las modificaciones físicas debidas al embarazo para que las mujeres se sientan mejor con su cuerpo y se mantengan en forma.

¡Ojo! Exige una gran regularidad ya que los ejercicios evolucionan a medida que el cuerpo va cambiando.

Las participantes realizan ejercicios de gimnasia suave en grupo (sobre todo estiramientos) y aprenden a respirar mejor. Se trabaja especialmente la zona de la pelvis y el perineo (la zona situada entre la vagina y el ano), puesto que el día del parto estarán «en primera línea de fuego».

No se suelen ofrecer a través de la Seguridad Social. Los precios en centros privados son variables.

HOMEOPATÍA PARA LUCHAR CONTRA LAS MOLESTIAS

La homeopatía es una de las medicinas llamadas naturales. A partir de un cuestionario muy preciso, el homeópata (siempre médico) elabora el perfil homeopático de la paciente: nos pregunta sobre nuestras costumbres alimenticias, nuestro sueño, nuestros antecedentes médicos, familiares, nuestra profesión, etcétera. Si estamos embarazadas, también nos pregunta sobre esta cuestión, nuestras sensaciones, nuestras emociones y reacciones frente a las diferentes situaciones (test de embarazo, ecografía, etcétera). A cada perfil homeopático le corresponde un medicamento llamado «remedio específico». El tratamiento depende del problema a tratar, que pueden ser las náuseas, el insomnio o el estrés. La homeopatía, por lo tanto, nos puede ayudar a aliviar algunas molestias del embarazo. No existe ninguna contraindicación puesto que los gránulos no conllevan ninguna toxicidad. Sin embargo, si los síntomas persisten, hay que consultar con el ginecólogo.

Para más información véase el Anexo.

1er MES

2° MES

3er MES

4° MES

5° MES

6° MES

7° MES

8° MES

9° MES

He pasado el fin de semana sin Laura

No me sentía muy cómodo al irme anoche. Laura no dijo nada. No me pidió que me quedara, pero estoy seguro de que se habría alegrado si hubiéramos anulado ese fin de semana con Benoît y Marc. Pero sencillamente, no me apetecía hacerlo. Hacía meses que habíamos planificado esa salida a la montaña. Y aunque tuvimos un buen susto hace unos días cuando ella no notaba los movimientos del bebé, la verdad es que estaba encantado de irme. Y eso que los chicos se portaron muy bien, me dijeron que si al final no iba lo entenderían. Pero creo que necesitaba escaparme, vaciar la cabeza de este remolino de interrogantes que me ocupan las neuronas cada vez que pienso que en pocos meses voy a ser papá. Además, sabía que Laura iría a casa de sus padres y que allí estaría bien. Y esta noche, después de un día de caminata, estoy molido, pero me siento mucho mejor. Marc, Benoît y yo hemos hablado un poco del bebé. A Marc le encantaría tener uno pero su compañera no quiere, no se siente preparada, así que él no entiende por qué estoy tan angustiado. Según él soy un poco complicado y tendría que ir a ver a un psicólogo. ¡Qué simpático! La verdad es que no sé qué podría contarle al psicólogo, ¿que he soñado con un bebé gigante que me perseguía? ¡Menuda ridiculez! También hay otro tema problemático en este momento, y es el sexo. ¡No me apetece nada! Al principio, era Laura la que era más reacia, entre las náuseas y su sueño permanente, costaba encontrar el momento. Pero ahora soy yo. Su cuerpo ha cambiado tanto... Además, quizá sea exagerado, pero no tengo claro que eso no pueda hacerle daño al bebé. Bueno, eso no se lo he contado a Marc ni a Benoît...

Necesitaré hacer algunas escapadas.

CUANDO EMBARAZO Y DIABETES VAN DE LA MANO

La diabetes es una enfermedad relacionada con una mala asimilación del azúcar por parte del organismo. Esta disfunción puede aparecer durante el embarazo y, si no se controla, puede llegar a representar una seria amenaza para la salud tanto de la madre (preeclampsia, véase pág. 171, infecciones de orina, etcétera), como del bebé (peso demasiado elevado, mortalidad *in utero* o en los primeros días de vida y, con menos frecuencia, malformaciones).

Por eso, a las mujeres embarazadas se les realiza sistemáticamente una prueba llamada O'Sullivan entre las semanas 24 y 28 de amenorrea (el sexto y séptimo mes) en la que se mide el nivel de azúcar que tienen en la sangre una hora después de haber ingerido una bebida a base de glucosa.

Esta prueba se realiza ya al principio del embarazo cuando existe un riesgo especial por antecedentes personales o familiares de diabetes, haber tenido anteriormente bebés con mucho peso, haber dado a luz a un bebé fallecido sin una causa clara y sufrir de obesidad.

En todos los casos, si el análisis de sangre revela una presencia de azúcar demasiado importante en la sangre, se realizará un segundo examen. Si éste confirma los resultados del primero y se detecta la diabetes, se tomarán unas medidas de control tales como una alimentación baja en azúcar durante todo el embarazo y una mayor frecuencia de ecografías para comprobar el estado de salud del bebé. En algunos casos, puede ser necesaria la inyección de insulina, una hormona que regula la asimilación del azúcar.

Ier MES

2º MES

3er MES

4º MES

5º MES

6º MES

7º MES

8º MES

9º MES

Laura tiene suerte de estar embarazada

¡Laura tiene suerte de estar embarazada! Por lo menos, para ella, este bebé no es sólo un concepto. Es totalmente real y está muy presente ya que lo nota moverse. En cambio, yo no noto nada. Laura puede comunicarse con su bebé. Si le habla él la oye, él se alimenta de lo que ella come, probablemente también note

> *Debe de ser increíble saber que tienes a un bebé formándose dentro de ti.*

sus emociones... De momento, él es ella y ella es él. En cambio yo ¡sólo soy yo! Las mujeres no se dan cuenta de la suerte que tienen de poder traer niños al mundo. ¿Quizá si yo estuviera embarazado tendría menos pesadillas? El único problema es que si fueran los hombres los que se quedasen embarazados, no sé cómo nos sacarían a los niños... ¿abriéndonos la barriga? Pues por qué no. Por otro lado, cuando oigo a Laura, no tengo la sensación de que sea muy divertido estar embarazada. Al principio, tenía náuseas todo el día y decía que era insoportable. Luego, sólo tenía ganas de dormir. Y ahora, se queja porque ya no puede comer carpaccio, un bistec tártaro ni un buen camembert. Tampoco bebe ya ni una gota de vino. Cuando fuimos al cumpleaños de Cyril, no paró de decirme que en solidaridad con ella no debería beber champán. También se quejaba porque tenía dolor de espalda al bailar, y tampoco ha podido esquiar este invierno. La verdad es que si lo sumas todo, entiendo que se haga pesado. Pero debe de ser increíble pensar que tienes a un bebé formándose dentro de ti. Laura está llegando ya al final del sexto mes. Desde hace unos días, cuando se acuesta, le levanto la camiseta para mirarle la barriga y empiezo a ver unos bultitos que indican que realmente hay algo vivo ahí adentro. Cuando pienso que dentro de tres meses seremos padres...

¿CUÁNDO HAY QUE HACER REPOSO TOTAL?

Sólo existe una razón que pueda obligar a una embarazada a permanecer acostada: la **amenaza de un parto prematuro**. Esta amenaza puede aparecer en cualquier momento del embarazo y es el ginecólogo o la comadrona los que lo aconsejarán. Sin embargo, el «acostada» no hay que tomárselo totalmente al pie de la letra, porque se puede ir al baño, ducharse o lavarse los dientes, y hasta prepararse algo de comer, aunque es mejor que sea el futuro padre el que se dedique a cocinar durante ese periodo. Pero nada de salir a comprar o a cenar fuera, visitar a los amigos o ir al cine... Hay que descansar acostada en la cama y cargarse de paciencia.

¿DÉFICIT DE HIERRO?
¡HAY QUE COMER CARNE ROJA!

La mayoría de las mujeres embarazadas sufren de una ligera anemia (carencia de hierro). Por una parte, porque muchas mujeres sufren ya normalmente de un pequeño déficit de este mineral (puesto que el hierro se elimina con la sangre de la menstruación) que puede verse acentuado de forma natural durante el embarazo y, por otra parte, porque el feto se nutre de las reservas de la madre.

La **falta de hierro (o anemia)** se manifiesta por un gran cansancio, una respiración más acelerada, una cierta palidez y un aumento del ritmo cardiaco. Con el análisis de sangre del sexto mes se detecta si existe carencia de hierro. Si así es, se deben tomar suplementos (véase pág. 147) y se aconseja aumentar la ingesta de carne roja y de legumbres.

1er MES
2° MES
3er MES
4° MES
5° MES
6° MES
7° MES
8° MES
9° MES

La haptonomía está muy bien, aunque...

Es que para que funcione ¡tienes que quererlo!

Ya está, ya hemos hecho la sesión de haptonomía. Al principio, esta historia me había parecido un poco rara. Laura me había dicho que tendría que poner mis manos sobre su barriga para comunicarme con el bebé. Y el peque, en respuesta, me haría saber que estábamos en contacto dando una patadita allí donde yo tenía la mano. Al llegar a la consulta, la haptoterapeuta (que también es psicóloga) nos ha dado una charla sobre el tema. Luego, ha puesto las manos sobre la barriga de Laura y le ha dicho: «¿Lo notas?». Y Laura ha contestado un «¡sí, sí!» muy convencido. Hasta aquí me ha parecido genial. La psicóloga nos ha contado que al comunicarnos con el pequeño le transmitíamos nuestro amor. Luego, me ha dicho que yo podría ayudarle a nacer guiándole. Me ha pedido que pusiera las manos en la barriga de Laura... ¡pero no ha pasado nada! Ninguna patadita para decirme «¡vale, recibido!», y eso que me he concentrado. Le he puesto todo mi cariño... me he imaginado a la niña de rosa dándome la mano y al niño de azul jugando al fútbol con la camiseta de Zidane, pero nada.

Al final le he dicho a la haptoterapeuta que no notaba nada. Entonces, ella me ha contestado: «Es que para que funcione ¡tienes que quererlo!». Me ha acabado de hundir. Me he sentido fatal. Ya no he vuelto a abrir la boca en toda la sesión. Al salir, hemos ido a tomar algo. Laura me ha confesado que no había sentido nada cuando la psicóloga le había puesto las manos en la tripa, pero como no tenía ganas de empezar a discutir con ella, le había seguido la corriente. Además, ha añadido que no le había parecido bien que me dijera «es que para que funcione tienes que quererlo». Le parecía un comentario muy culpabilizador para mí; ahora bien, que si yo quería, podíamos seguir con las sesiones. ¡Pues creo que esta primera también será la última!

¿VIAJAR? SÍ, PERO DÓNDE, CUÁNDO Y CÓMO...

Se acabó la época en la que se prohibía viajar a las mujeres embarazas. Hoy en día, si el embarazo se desarrolla de forma normal, no hay nada que impida moverse.

En cuanto al destino:

Hay que evitar los países tropicales en los que las enfermedades infecciosas y parasitarias (especialmente la malaria) están extendidas y requieren vacunas o medicamentos preventivos contraindicados en caso de embarazo. En los países cálidos hay que adoptar unos hábitos rigurosos: beber mucho (y sólo agua embotellada), evitar las ensaladas crudas y las frutas que no hayamos lavado y pelado nosotros mismos, y consumir carne y verdura bien cocidas.

En cuanto al transporte:

En coche hay que realizar pausas de por lo menos veinte minutos cada dos horas para estirar las piernas. Hay que ponerse el cinturón aunque nos moleste en la barriga.

En avión generalmente las compañías aceptan a las futuras madres hasta los siete meses de embarazo. Sin embargo, al comprar un billete, es mejor comentárselo al médico, sobre todo si se trata de un viaje largo, para que nos recomiende el uso de medias descanso y nos dé los consejos habituales, como levantarse para caminar de vez en cuando para limitar los riesgos de flebitis (véase pág. 115).

En barco sólo es prudente si una no se marea, porque generalmente los medicamentos contra el mareo están desaconsejados durante el embarazo.

En tren es lo ideal mientras dura el embarazo porque no te cansas y te puedes ir levantando para andar por los pasillos.

¿Cuándo? Hasta los siete meses y medio se puede viajar siempre que no haya contraindicación médica. Luego, más vale no alejarse de la clínica por si el bebé llegara más pronto de lo previsto.

En la maleta:

Hay que llevar siempre una copia del expediente prenatal (tarjeta del grupo sanguíneo, resultado de los análisis del laboratorio...). ¡Nunca se sabe!

Fabienne y Ludovic se separan

Hacía un año que ella le presionaba para tener un niño.

Esta tarde me ha llamado Fabienne. Estaba hecha un mar de lágrimas porque ella y Ludovic se separan. Bueno, más bien, él la deja. Por una chica más vieja que nosotras y que ya tiene dos niños. ¡Está destrozada! Y es que no hay para menos. Hacía un año que ella le presionaba para tener un niño, y hasta ahora él le decía que no, que no se sentía preparado. De repente, se debe de sentir muy preparado para liarse con una mujer que ya tiene dos hijos. ¡Pobre Fabienne! Nunca ha tenido mucha suerte en amores. Y esta vez ya hacía tres años que salían y dos que vivían juntos. Ludovic le ha dicho que le dejaba el piso y todos los muebles que habían comprado juntos porque ya no los necesita: se instala directamente en casa de la otra mujer. La verdad, ¡qué duro! Me dijo que bajo ningún concepto se quedaría en aquel piso. De todas formas, sólo con su sueldo no se lo puede permitir. Así que, encima, tendrá que mudarse. Para reconfortarla, le he propuesto que viniera a instalarse en nuestra casa mientras encuentra otro piso. Simón, que estaba medio escuchando mientras miraba la tele, me echó una mirada como diciendo: «¿Pero estás loca o qué?». Ya sé que Fabienne le parece una pesada, pero es mi amiga y no puedo dejarla colgada. Nos hemos pasado una hora al teléfono y no ha parado de maldecir a Ludovic y a su nueva pareja con todos los insultos posibles. Cuando he colgado, le he preguntado a Simón si sabía que Ludovic estaba con otra. Pero me ha dicho que no. Según él, Fabienne y Ludovic no están hechos para vivir juntos. Visto así...

LAS HEPATITIS VIRALES,
UNAS ENFERMEDADES MÁS O MENOS GRAVES

Como indica su nombre, estas infecciones del hígado están causadas por virus. Se dividen en tres grandes clases cuyas consecuencias sobre las mujeres embarazadas son diferentes. En todos los casos, la infección contraída por la futura madre puede trasmitirse al feto, pero no comporta malformación.

La hepatitis A es la más benigna. Se transmite por vía oral por la comida y la bebida. El virus se encuentra en aguas infectadas (de riego, residuales, recicladas) y en los alimentos susceptibles de estar contaminados por esas aguas (el marisco, por ejemplo).

La hepatitis B se detecta en la analítica que se realiza sistemáticamente durante el segundo o tercer trimestre. Este virus se transmite por vía sanguínea y sexual. Puede provocar infecciones crónicas (problemas recurrentes de hígado), pero el virus no siempre se manifiesta. Lo que significa que al hacer esta analítica te puedes enterar de que estás afectada sin que tuvieras ninguna sospecha. En este caso, el médico tiene que decidir si tienes que seguir un tratamiento y cuál. Se puede producir la transmisión al feto sobre todo durante el parto, por lo que se vacuna al bebé justo al nacer. Luego, se desaconseja darle el pecho.

La hepatitis C se contrae como la hepatitis B. En algunos centros médicos también se hace una analítica para detectarla en el sexto mes. Los síntomas son los mismos que los de la hepatitis A, pero no existe ningún tratamiento posible durante el embarazo (aunque sí se sigue un tratamiento tras el parto). Los riesgos de contaminar al feto son muy bajos, pero si se produjera, habría que administrar un tratamiento.

Para más información sobre el tema: Asociación Española de Enfermos de Hepatitis C, en www.aehc.es.

1er MES

2º MES

3er MES

4º MES

5º MES

6º MES

7º MES

8º MES

9º MES

¡De lo que te llegas a enterar por Internet!

Internet es genial. Puedes enterarte de cosas curiosí-
simas que pasan en el mundo. Al navegar por páginas para mujeres embarazadas me he enterado de
que en Estados Unidos, en algunas clínicas, las mujeres invitan a sus familiares a presenciar el parto y
ellos las animan a empujar, aplauden... ¡Increíble!
También leí que algunas chicas organizan una fiesta con
sus amigas justo antes del parto para celebrar su cambio de estatus de hija a
madre. Les regalan ropita, peluches, pañales... La fiesta es similar a una despedida de soltera, sólo que sin gogós que vayan a hacer un *striptease*. En los
foros, también he podido «charlar» con otras mujeres embarazadas. Es
curioso, no nos conocemos pero hablamos como si nos conociéramos de toda la vida. Una cuenta que tiene náuseas, la otra le aconseja que se tome unas
pastillas homeopáticas o que visite a tal osteópata... También se recomien-
dan tiendas y sitios interesantes las unas a las otras. Yo sólo he contado que
entre Simón y yo de momento todo va bien, pero convivimos como si fuéramos hermanos. Una chica me ha contestado que no me preocupe, que después del nacimiento del peque la situación volvería a ser la de antes. Me ha
preguntado si me gustaba estar embarazada. Me ha sorprendido mucho esta
pregunta, pero es verdad que he oído de muchas mujeres a las que les encanta estar embarazadas, y yo, la verdad, es que tampoco lo encuentro muy divertido. Sufres un montón de molestias: náuseas, sueño permanete, dolores de
espalda... En estos momentos me está empezando a picar la barriga. Al final,
le he contestado a la chica que para mí el embarazo no era el estado de máxi-
ma felicidad. Ella me ha confesado que odiaba estar embarazada, ¡así de claro!

Celebran su cambio de estatus.

¿CÓMO ESCOGER LA PREPARACIÓN AL PARTO?

De todos los métodos que existen, seguro que encontráis uno que encaje con vuestros gustos y vuestro temperamento.

El yoga es ideal para las que buscan serenidad y desean practicar una actividad física sin ser grandes deportistas (véase pág. 97).

La sofrología es perfecta si estás muy preocupada y estresada por el embarazo y el parto (véase pág. 87).

El bonapace es ideal para las que tienen una pareja muy interesada por tener un papel en el embarazo y por ser más activos durante el parto (véase pág. 121).

La haptonomía permite un establecimiento temprano del contacto con el bebé y que el futuro padre se «comunique» con él (véase pág. 83).

La piscina es conveniente para las amantes del agua y que necesitan moverse (véase pág.101).

La gimnasia es para las deportistas que no pueden quedarse sin actividad física durante los nueve meses.

Y también:

El canto prenatal para las melómanas. Esta preparación al parto puede presentar un gran atractivo. Se basa en la idea de que algunos sonidos graves pueden tener efectos antálgicos sobre la pelvis. Además, para cantar hay que llenar la caja torácica y respirar profundamente, lo que es importante para enfrentarse al dolor durante el parto (véase información en el Anexo).

Pueden combinarse diferentes técnicas de preparación al parto. Por otra parte, si os cuesta decidiros, ¿por qué no probar una sesión de cada para «catarlas» y decidir cuál os conviene más? En cualquier caso, no hay que dejar de lado la preparación clásica que ofrecen tanto la Seguridad Social como las mutuas: es lo mínimo necesario para llegar bien informada al parto.

Tercer trimestre

La recta final

Tres meses más y el bebé ya estará aquí, ¡empezamos a estar impacientes! Cada vez lo tenemos más presente (¿a quién se parecerá? ¿Qué nombre le ponemos? ¿De qué color pintaremos su habitación?). Y cada vez ocupa más sitio en nuestro cuerpo, nuestra abultada barriga es ciertamente un motivo de orgullo, pero también un poco engorrosa... Cada día nos cuesta más encontrar una posición cómoda para descansar. A veces nos sentimos cansadas. Ya no disfrutamos de un plácido sueño y a menudo nos despertamos con la sensación de no haber dormido bien. Muchas, a la mitad o al final del trimestre, ya estarán de baja. Hay que aprovecharlo para descansar lo más posible y cargar las pilas al máximo.

Séptimo mes

El bebé

En estos momentos, si dieras a luz de forma prematura, tu bebé ya sería viable aunque necesitaría recibir una serie de cuidados específicos y constantes por parte de un equipo de profesionales. Su cerebro ya está suficientemente desarrollado para hacer funcionar sus sistemas vitales fuera del útero. Aunque los pulmones no están completamente maduros, el estómago y los intestinos ya funcionan. Su cuerpo se va redondeando y sus sentidos afinando... pero todavía es pequeño y necesita tomar fuerzas antes de salir a descubrir el mundo. Al final del mes pesará alrededor de 1,5 kilos y medirá unos 35 centímetros.

La madre

Te empiezas a sentir más pesada y a veces tienes la sensación de ir a cámara lenta. ¡Cada vez cuesta más conciliar trabajo y embarazo!

Lo prometo, ¡voy a controlar mi dieta!

¡Estoy enorme! Gorda no; enorme. Es la tercera vez desde el principio del embarazo que cambio de talla de sujetador. Y, la verdad, cuando me miro en el espejo, me pregunto cómo puede ser que mi cuerpo se hinche de esta forma sin que se me desgarre la piel. De momento, he tenido suerte, no me han salido estrías. ¡Es un milagro! Y suerte que la ropa premamá está pensada para adaptarse a cuerpos de elefante como el mío, porque cada vez que me pongo el pantalón, tengo miedo que las costuras revienten. Pero no, de momento me siguen entrando las prendas que me compré hace unas semanas.

Cuando paso por delante de una panadería, ¡me cuesta mucho resistirme!

Estoy enorme, pero lo peor es que me da igual. Estoy embarazada, es normal que engorde. Sólo las modelos siguen siendo delgadas cuando esperan un hijo. Ya sé que no he seguido al pie de la letra los consejos de mi ginecóloga, que cuido mi alimentación pero de vez en cuando tengo algún desliz y como cosas que no son muy ligeras. De hecho, no siempre consigo controlarme y cuando paso por una panadería y veo algo que me apetece, ¡me cuesta mucho resistirme! Pero no siempre caigo en la tentación, sólo una vez de cada dos.

Ya sé que será duro volver a recuperar la línea, pero ya lo veré después del parto. De todas formas, ya he engordado tanto que el mal ya está hecho.

Pero lo prometo, intentaré ser razonable y no empeorar la situación durante estos tres meses que quedan antes del nacimiento del bebé. Además empiezo a tener dolor de espalda. La comadrona me ha dicho que probablemente sea a causa de mi barriga, que ya empieza a pesar lo suyo.

CON UN PAN BAJO EL BRAZO

Desde el 3 de julio de 2007, el Gobierno concede una ayuda de 2.500 euros por cada nacimiento. Esta ayuda es universal y no distingue entre niveles de rentas de las familias. El subsidio se otorga de dos formas: **como deducción fiscal** para quienes pagan impuestos, y en este caso el subsidio ayudará a rebajar la carga, o **como ayuda directa**. En este caso los contribuyentes recibirán un cheque o transferencia bancaria del que podrán disfrutar sin tener que rendir cuentas a nadie, ni siquiera a Hacienda. Simplemente, tendrán que solicitar la ayuda rellenando un formulario en las oficinas de la Agencia Tributaria o de la Seguridad Social. Este tipo de ayudas directas están exentas de tributación.

A esta ayuda, se suman otros subsidios de carácter estatal, aunque de menor cuantía:

Las madres trabajadoras tienen derecho a percibir 100 euros hasta que su hijo cumpla tres años. A esta ayuda pueden optar todas las madres con empleo remunerado que trabajen fuera de casa, independientemente de su nivel de renta. El Estado da la opción de recibir esta paga mes a mes o de manera global al realizar la declaración de la renta cada año.

Subsidio por familia numerosa por cada hijo que se tenga a partir del tercero. En este caso el Estado asigna un pago de 450,76 euros. Como condición para obtener esta ayuda, los ingresos de la unidad familiar no podrán superar la cuantía establecida en la Guía de Ayudas Sociales a las familias que se edita cada año (en 2007, esa cantidad era de 9.328,39 euros, lo que deja a un altísimo porcentaje de familias sin poder acceder a esta ayuda).

Por adopción o parto múltiple también se tiene derecho a obtener una ayuda igual a cuatro veces el salario mínimo interprofesional, SMI, (establecido en 600 euros al mes para 2008) en el caso de tener o adoptar dos niños. Si son tres, la cuantía asciende a ocho veces el SMI.

Cuando pienso en la reacción de Simón...

Hoy he visto a Fabienne. Desde que Ludovic la dejó, ha perdido por lo menos diez kilos. Bueno, exagero, pero, como dice mi madre, «¡se ha quedado en los huesos!». Intentaba poner buena cara y sonreír, pero se le notaba que lo estaba pasando muy mal. Me ha vuelto a hablar de la noche en que Ludovic la dejó y, como ya era la tercera vez que me la contaba, he desconectado. Me avergüenza decirlo, pero no sé por qué

Saqué de Internet un dibujo de un hombre con una enorme barriga.

me he acordado del día en que le dije a Simón que estaba embarazada. Por la mañana, antes de marcharme al trabajo, hice un test de los que se compran en la farmacia y dio positivo. Así que durante todo el día estuve pensando en cómo se lo diría. Me apetecía decírselo de alguna forma original, no con un simple «cariño, estoy embarazada». Así que hice cálculos para saber qué día concebimos ese niño, y cuando Simón llegó de la oficina, le pregunté qué había hecho la noche del día tal de aquel mes. Todavía no se había quitado la chaqueta y se quedó muy sorprendido. Por supuesto, me contestó que no se acordaba. Y yo le dije: «Pues más vale que te acuerdes, ¡porque aquella noche hiciste algo decisivo para tu futuro!». No le hizo ninguna gracia, así que pensé que mi forma de anunciarlo quizá no era la más agradable ni la más divertida. Así que sonreí y fui a buscar un dibujo que había encontrado en Internet: un hombre tumbado, con las manos colocadas sobre su enorme tripa como si estuviera embarazado. Pero Simón no captó el mensaje, me preguntó de qué se trataba. Así que le dije, de forma muy solemne, que la noche de aquel día había hecho un niño. Entonces, estalló de alegría. Supongo que en este punto me puse a sonreír porque la voz de Fabienne me hizo volver a la realidad: «¿Te parece divertido?».

DURANTE EL EMBARAZO, A MENUDO LA ESPALDA SE RESIENTE

Durante estos nueve meses, pocas futuras madres se escapan de los dolores de espalda ya que su aparición está relacionada con dos fenómenos inherentes al embarazo:

La secreción de una hormona, la relaxina, que provoca la relajación de todos los ligamentos del cuerpo, especialmente los de la pelvis y los que unen las vértebras y los discos. Esta hiperlaxia de los ligamentos, cuyo objetivo es permitir que la pelvis se ensanche para el parto, provoca una movilidad anormal entre las articulaciones, lo que favorece los falsos movimientos y sus consecuencias dolorosas. De ahí los dolores de espalda bastante inevitables y, en algunos casos extremos, las dolorosas ciáticas.

Por otra parte, a medida que el feto se va desarrollando, va ocupando más y más espacio en la barriga, el abdomen tira de la columna vertebral hacia delante, lo que tiene como efecto el acentuar la curva natural y ejercer una presión inhabitual sobre las vértebras.

Aunque generalmente estos dolores no impiden llevar una vida normal, podemos prevenirlos gracias a algunas simples indicaciones:

Evitar levantar mucho peso para no sobrecargar la columna vertebral. Cuanto más grande sea la barriga, más se acentuará la curvatura lumbar.

Realizar una actividad física para mantener, o incluso reforzar, el tono muscular. Los músculos situados alrededor de la columna forman un especie de tubo, cuanto más desarrollados estén, más la sujetan y evitan que se deforme.

Evitar andar con tacones muy altos, 3 o 4 cm como máximo.

Para recoger algo del suelo, hay que **doblar las rodillas en lugar de doblar la espalda**.

Evitar llevar o mover objetos pesados.

Si realmente nos duele mucho, hay que comentárselo al médico o a la comadrona, ellos nos podrán recetar un poco de paracetamol para calmar el dolor o recomendar un fisioterapeuta o un osteópata.

¿A quién se parecerá este niño?

A menudo me pregunto qué aspecto tendrá nuestro bebé. Intento imaginarme una mezcla entre Laura y yo: su frente, mi nariz, su boca, mi pelo... ¿Cómo será una mezcla de los dos? Si supiera dibujar, intentaría hacer un retrato robot. Los padres de Laura me dieron una foto de ella cuando era un bebé y mi madre me dio un retrato mío que hizo el fotógrafo de la clínica. Me gustaría colocar una foto sobre la otra y ver la cara de nuestro bebé.

Si es una niña, espero que se parezca a Laura.

¿A quién se parecerá? A menudo me dicen que yo soy el vivo retrato de mi abuelo paterno. Así que quizá mi hijo no se parezca ni a mí ni a Laura sino a alguno de los abuelos. Vaya gracia, ¿no?

Francamente, si es una niña, espero que se parezca a Laura. Y si es un niño...

Me pregunto a qué edad se puede decir realmente a quién se parece un niño. Porque cuando miro la foto que me ha dado mi madre, pienso que realmente hay que tener algún don para adivinar que más tarde me convertiría, según dicen, en el vivo retrato de mi abuelo.

Creo que de hecho, al principio, es difícil decir a quién se parecerá un niño. Además, se ve que todos los niños nacen con los ojos azules. Así que... espero que este niño se parezca sólo a él mismo.

SUPLEMENTOS:
¡SIN PASARSE!

Con una alimentación equilibrada disponemos, más o menos, de todos los nutrientes necesarios para tener un bebé sano y conservar la salud. Aunque hay algunas excepciones y en general conviene tomar los suplementos siguientes:

Vitamina B9 (o ácido fólico) Lo ideal sería que todas las mujeres tomaran esta vitamina al menos un mes antes del principio del embarazo y luego durante todo el primer trimestre a razón de una pastilla al día con el fin de evitar malformaciones fetales y, en particular, problemas en la formación del tubo neural.

Vitamina D Es aconsejable para todas las embarazadas a partir del séptimo mes para fijar mejor el calcio. Es tan importante para los huesos del bebé como para los de la madre.

Hierro Las futuras madres anémicas deberán tomar una o dos pastillas diariamente durante todo el embarazo.

¡Y ya está! A menos que lo prescriba un médico por alguna razón específica, no hace falta tomar suplementos de calcio, magnesio, flúor… En cuanto a la vitamina A, está totalmente proscrita su toma como suplemento ya que puede dar lugar a malformaciones fetales.

1er MES

2º MES

3er MES

4º MES

5º MES

6º MES

7º MES

8º MES

9º MES

Al ver su barriga me bloqueo

Cuando pienso en todo lo que Laurent nos contaba sobre sus noches locas...

Ya sé que es estúpido, pero con Laura y su enorme tripa, la postura del misionero es algo ya imposible. Como también la carretilla china y otras posturas con nombres superexóticos del Kamasutra. Ya lo he mirado bien en el libro que Fabienne nos regaló cuando inauguramos el piso y sólo nos queda la cuchara, en la que te tumbas uno al lado del otro, o la amazona, en la que elle se sienta a caballo encima de mí tanto de cara como de espaldas. Yo prefiero la posición de espaldas porque así no veo su tripa. No sé por qué, pero cuando la veo me bloqueo. Me da miedo de que al hacer el amor les haga daño a Laura y al niño, o tocar al peque y provocar no sé qué... Ya sé que es totalmente irracional porque, por lo que he leído, el niño no se entera de nada. Y es que de nuevo, este bebé ni ha nacido y ya está aquí. Está demasiado presente. Laura ya se ha dado cuenta de que tenía un problema en este sentido. Ayer, me dijo que no me preocupara, que ella también tenía la libido a medio gas. Y es que a veces tiene una forma de decir las cosas, Laura... Me dijo que no se sentía lo bastante ágil como para hacer muchas contorsiones. Y, por un lado, mejor. Pero cuando pienso en lo que nos contaba Laurent sobre sus noches locas con Ingrid embarazada... De hecho, seguro que era mentira, que sólo era para fanfarronear. Es curioso, porque no es su estilo. En fin, a Laura no parece preocuparle que casi no hagamos el amor, y además se muestra convencida de que todo volverá a ser como antes en cuanto nazca el bebé. ¡Mejor! Siempre tiene razón, así que no sé por qué no debería tenerla esta vez...

CUANDO EL PARTO LLEGA DEMASIADO PRONTO

En Francia, un 7,2% de los nacimientos se producen entre la semana 26 y la 37 de amenorrea (o sea, entre los 6 y los 8 meses de embarazo). A veces, el parto empieza de forma no prevista (cuando se esperan gemelos o se produce una dilatación del cuello del útero, cuando una infección no tratada provoca fiebre y contracciones...). Otras veces, el equipo médico provoca el parto para evitar el sufrimiento fetal o materno (por ejemplo, en caso de preeclampsia, véase pág. 171).

Por supuesto, cuanto más precoz es el nacimiento menos tiempo ha tenido el bebé para desarrollarse. Aunque ya están formados todos sus miembros y órganos, todavía no son los suficientemente maduros como para que pueda sobrevivir de forma autónoma, por lo que tendrá que quedarse unos días en una planta de reanimación neonatal por si necesita ayuda respiratoria. También, según su edad, puede que tenga que estar unos días en una incubadora para estar bien calentito y alimentado (generalmente por perfusión) y que le hagan una serie de exámenes (radiografías del tórax, ecografía del cerebro, análisis de sangre...) para controlar su estado de salud. No hace falta añadir que una llegada al mundo en estas condiciones es muy dura para el pequeño y para sus padres.

Para evitar un nacimiento demasiado prematuro, hay que salir corriendo para la clínica si se tienen contracciones dolorosas continuas o bien si se rompe aguas. En estos casos, habrá que hospitalizar a la madre para que esté en reposo y administrarle medicación para detener las contracciones. Paralelamente, se le inyectan corticoides para acelerar la maduración de los pulmones del feto y evitar así posibles problemas respiratorios si el bebé naciera mucho antes de lo deseable.

1er MES
2º MES
3er MES
4º MES
5º MES
6º MES
7º MES
8º MES
9º MES

La libido...
para el próximo embarazo

Desde el principio de mi embarazo, no se puede decir que Simón y yo hayamos disfrutado de muchas noches de loca pasión. Hay que decir que, al principio, tampoco estaba yo por la labor. Por la noche, en cuanto llegaba del trabajo, me tumbaba en el sofá y me quedaba frita. Y el fin de semana me lo pasaba dur-

Simón tampoco está mucho por la labor.

miendo. Luego, también tuve esas horribles náuseas que me fastidiaron la vida durante varias semanas. Pero aunque más tarde me encontré mejor, tampoco me sentía muy atraída por la cuestión. Y eso que según lo que me contó Ingrid de cuando estaba embarazada del segundo, tenía la impresión de que el embarazo era una época dorada desde este punto de vista. Me acuerdo de una cena en la que nos dijo a Florence, a Fabienne y a mí que nunca lo había disfrutado tanto como en aquella época.

Hace unos días, estábamos charlando Ingrid y yo por teléfono, cuando volvimos a hablar de aquella cena. De hecho, fui yo la que sacó el tema: le pregunté si se había echado un farol y me aseguró que no. Le conté que en mi caso era más bien lo contrario, y que Simón tampoco estaba muy activo en ese sentido. Y entonces me quedé más tranquila cuando me dijo que durante el primer embarazo les había pasado lo mismo y que sólo habían hecho el amor una vez. A ella no le apetecía mucho y él confesó, mas tarde, que esa única vez se le quitaron las ganas porque le dio la sensación de que estaba haciendo un trío, que no podía dejar de pensar en el bebé. Me sentí mejor porque aunque no me molesta convivir con Simón como si fuera mi hermano, ya empezaba a pensar que quizá no era muy normal. El embarazo con libido ya vendrá la próxima vez.

EMBARAZOS TARDÍOS:
CON MÁS RIESGOS PERO IGUAL DE FELICES

En Francia, aunque la media de edad en la que las mujeres tiene al primer hijo es de 29,9 años, cada vez son más las que pasan de la barrera de los 35 antes de procrear. En cuanto a los partos de mujeres de más de cuarenta, se han multiplicado por tres desde 1980.

Sin embargo, algunos tienen una visión bastante negativa de estos embarazos llamados «tardíos». En abril de 2005, por ejemplo, el Alto Consejo Francés de Población y Familia, consideró que este fenómeno era inquietante y avisaba de este «problema de salud pública». Ciertamente, después de los 38 años, el embarazo presenta más complicaciones. Existe un mayor riesgo de aborto espontáneo así como de sufrir hipertensión, diabetes, malformaciones fetales y Síndrome de Down. Por otra parte, otros especialistas tienen opiniones mucho más tranquilizadoras. Entre ecografías, visitas mensuales, analíticas y todos los exámenes del laboratorio, el riesgo de no detectar un Síndrome de Down o de poner en riesgo la vida del bebé y la de su madre por una diabetes o una hipertensión no detectadas es muy bajo.

Queda el cansancio, que a menudo se nota más a los cuarenta que a los veinte. Pero la felicidad de ser madre, cuando el bebé es deseado, está ahí. Y eso, ¡da alas a cualquier edad!

LAS HEMORROIDES:
DOLOROSAS PERO NO GRAVES

Durante los últimos meses del embarazo, a menudo aparecen pequeñas varices en las venas del ano. Muchas veces están provocadas por el estreñimiento, al que se le añade la presión del útero sobre el abdomen. Estas venas se dilatan, molestan y hasta duelen, y también pueden sangrar al ir al baño.

Para remediarlo, los consejos son los mismos que los que permiten luchar contra el estreñimiento, y existen tratamientos (pomadas, venotónicos...) que lo alivian.

Generalmente, todo vuelve a su cauce tras el parto. Si no fuera el caso, hay que decírselo al médico y quizás plantear la posibilidad de una operación quirúrgica para eliminar las venas causantes del dolor.

¿Entraré en la sala de partos?

El otro día cenamos en casa de Benoît y Catherine y unos amigos suyos que tienen dos niños. Estábamos hablando de trabajo cuando, de repente, Benoît me preguntó si pensaba estar presente en el parto. La verdad, es que no lo había pensado con detenimiento, pero me parecía normal estar allí. Me salió un «sí, sí... no me lo querría perder...» no muy convincente, y el

Lo hablaré con varias personas para tener diferentes opiniones.

amigo de Benoît me preguntó si me había enterado un poco de lo que me esperaba. Y ahí tuve que confesar que no, y el tipo me aconsejó que lo hiciera. Le he preguntó por qué y me contó que él estuvo presente en el parto de su primer hijo y que se le quitaron las ganas para siempre. Primero, al inicio del parto, su mujer tuvo que esperar antes de que le pusieran la epidural, así que la tuvo que ver sufrir mientras él se sentía completamente impotente. Luego, cuando el anestesista llegó con todo el material, casi se desmaya de lo gigante que era la jeringuilla. Y luego, al final, cuando la comadrona gritaba «¡empuje, señora, empuje!», su mujer empujaba gritando tan fuerte que él pensó que aquello era de locos. Aun así, quiso cortar el cordón umbilical pero no lo consiguió hasta el segundo intento porque en el primero le patinaron las tijeras... Vaya, que no fue el mejor día de su vida. Así que para el segundo hijo le dijo a su mujer que prefería hacer lo que se hacía antes: esperar detrás de la puerta.

Desde que me contó eso me pregunto si realmente vale la pena que esté presente en el parto de Laura. Imagínate qué mal quedaría si me desmayo... Creo que lo comentaré con varias personas para tener diferentes opiniones.

UN NOMBRE, MUCHAS CONSECUENCIAS

Durante toda la vida, nuestro nombre nos afecta y hasta influye en la percepción que los demás tienen de nosotros. Se han realizado varios estudios sobre la cuestión, especialmente en los países anglosajones. Un investigador francés reunió toda la información y llegó a la conclusión de que los nombres corrientes son más apreciados que los originales. Consecuencias:

En la escuela, un niño con un nombre común saca mejores notas y tienes más amigos.

Los que tienen un nombre corriente, tienen en general más confianza en ellos mismos que los que tienen un nombre con connotaciones ridículas o que hace referencia a un personaje depreciado de la historia o del mundo del espectáculo.

Los nombres mixtos dificultan la imagen de la persona. Al parecer, una chica llamada Dominique sería menos femenina que una llamada Lea, y un chico llamado Dominique menos viril que un Julien.

Así que, antes de darle un nombre a un niño, ¡hay que pensárselo dos veces!

EL ESTREPTOCOCO B: UN HUÉSPED INDESEABLE

El estreptococo B está presente de forma natural en la vagina o el intestino de ciertas mujeres. Aunque puede causar infecciones urinarias y vaginales, también puede ser muy discreto y no dar ningún síntoma. Sin embargo, al existir cierto riesgo de contaminación para al bebé en el momento del parto (que provocaría una infección grave), en el séptimo mes de embarazo se toma una muestra vaginal para detectar su presencia. Si da positivo, no se da ningún tratamiento a la mujer, siempre que no tenga síntomas como picor o quemazón en la zona vaginal. En cambio, cuando llegue el momento del parto, se le administrarán antibióticos a la futura madre por vía intravenosa para evitar infectar al bebé. Luego, para asegurarse de que el pequeño no está infectado, se le tomará un muestra para ser analizada. Si desgraciadamente lo estuviera, se le tendrían que dar antibióticos por vía oral. De todas formas, todo esto no impide dar el pecho si se desea.

Se me olvida todo

¿Qué me pasa? Desde hace unas semanas, me falla la memoria, a menudo se me olvidan las cosas. La semana pasada, por ejemplo, se me olvidó por completo que mis padres tenían que venir a comer el domingo al mediodía. Total, que cuando llegaron, Simón y yo nos acabábamos de levantar. Por suerte mis padres no son de los que se toman mal ese tipo de tonterías.

Se ve que le suele pasar a las mujeres embarazadas.

Enseguida se adaptaron a la situación. No había casi nada para comer en la nevera pero aun así mi padre consiguió prepararnos una buena comida. Mi madre había preparado una tarta de postre.

En la misma línea, hace unos días me fui a trabajar cerrando la puerta de casa de golpe. El único problema era que mis llaves se quedaron dentro. Me di cuenta al volver, por la tarde, cuando vacié todo el contenido de mi bolso en el felpudo para encontrarlas. Y claro, no estaban. Así que tuve que esperar un cuarto de hora en la entrada hasta que llegara Simón. Y encontré mis llaves encima de la mesa del salón. Es increíble porque este tipo de cosas antes no me pasaban nunca. Pero se ve que les suelen pasar a las mujeres embarazadas. Ingrid me ha contado que no presto atención a las cosas porque siempre tengo la mente ocupada en el bebé... La verdad, no sé de dónde lo ha sacado... En cualquier caso, espero que se me pase porque es un poco preocupante. Imagínate si me voy de casa dejando algo en el fuego y vuelvo ocho horas más tarde. O si tras el parto salgo y me dejo al niño en su cunita... bueno no, eso no puede pasar. Vaya, ¡espero!

¿MAMÁ MELÓMANA = BEBÉ VIRTUOSO?

Hay muchas creencias curiosas sobre el embarazo. Entre las más arraigadas, está la que consiste en pretender que un niño podrá convertirse en un gran músico simplemente porque la madre ha escuchado música clásica durante el embarazo. Por supuesto, es falso, aunque siempre habrá alguien dispuesto a certificar que el primo del hijo de la vecina de su suegro tocaba la *Marcha Turca* a los diez años porque su madre se había pasado el embarazo escuchando a Mozart.

Algunos estudios parecen indicar que si durante esos nueve meses se escucha a menudo la misma música, hay muchas posibilidades de que tras el nacimiento el pequeño reconozca la melodía y la asocie al bienestar (de cuando estaba en el vientre de su madre). Así, podría ser que esa música lo ayudara a tranquilizarse los días de incesante llanto. Pero hay que tomárselo con cierta perspectiva, puesto que no está comprobado que siempre funcione.

¿SE PUEDE PROVOCAR EL PARTO AL HACER EL AMOR?

Sólo en los últimos días del embarazo el hecho de mantener relaciones sexuales puede provocar contracciones de parto. Es lo que se llama inducción «a la italiana». De hecho, el esperma contiene prostaglandinas, las mismas hormonas que se administran por vía intravenosa para provocar el parto. En cualquier otro momento del embarazo, independientemente de la posición, de la intensidad del placer o de la talla del miembro viril, no existe ninguna posibilidad de hacer llegar el niño antes de tiempo.

Por lo tanto, las relaciones sexuales están autorizadas durante todo el embarazo, excepto en algunos casos muy concretos:

Si hay **placenta previa** (véase pág. 123) la penetración está contraindicada puesto que el pene, al chocar contra el cuello del útero podría causar pequeñas pérdidas.

Si existe una amenaza de **parto prematuro**.

Laura tiene cambios de humor

No es fácil convivir con Laura en estos momentos. Tiene la cabeza en las nubes, se le olvida todo y, sobre todo, tiene unos cambios de humor increíbles. Este fin de semana, estábamos paseando por el centro para mirar un poco las tiendas de niños (porque pronto tendremos que comprarle cuatro cosas a este

Pasa de la risa a las lágrimas en un segundo.

bebé: una cuna, un cochecito, ropa...). Estábamos más bien de buen humor hasta que nos cruzamos con una señora sentada en la acera pidiendo limosna con un niño en brazos. Laura le dio una moneda y ya no dijo ni una palabra. Al quedarse muda así, de repente, a los pocos metros le pregunté qué le pasaba. Entonces se echó a llorar y empezó a soltar cosas no muy coherentes sobre la pobreza, la injusticia, la miseria... Me habló de esa mujer que un día había sido un bebé y más en general de los niños abandonados por sus padres, de las guerras, del paro, de las nucleares, del cambio climático... Entre sollozos, me preguntó si no pensaba que estábamos locos por traer un niño a un mundo tan feo. La verdad es que no me atrevía a decirle que no hacía mucho que la sola idea de convertirme en padre me paralizaba, pero por razones muy diferentes a las suyas. Para tranquilizarla, le dije con una gran sonrisa que el mundo no era tan malo como lo pintaba y que nosotros seríamos, en cualquier caso, unos padres geniales. Francamente, no pensaba que esto fuera suficiente para secar sus lágrimas. Sin embargo, a los cinco minutos saqué un chiste bastante malo que un compañero me había contado junto a la máquina de café y se rió. Pasó de las lágrimas a la risa en un momento.

Realmente, las mujeres embarazadas tienen que encontrarse en un estado muy especial para que Laura se riera de esa forma. En su estado normal, le llego a contar un chiste de aquel nivel y se habría limitado a mirarme con una cara de «¡pero qué dices!».

LÍQUIDO AMNIÓTICO BAJO ESTRICTO CONTROL

A menudo, la cantidad de líquido amniótico varía ligeramente durante el embarazo sin que esto conlleve ninguna consecuencia grave, aunque:

Si hay **un exceso realmente importante** puede significar que el feto no absorbe suficiente líquido o que produce demasiado (lo que a menudo se traduce por una malformación fetal o un problema ligado al embarazo como una infección vírica o una diabetes). Un análisis de sangre permite identificar, en la futura madre, una posible infección o un índice de azúcar demasiado elevado. Además, una ecografía, o a veces una punción del líquido amniótico, permite detectar una eventual malformación. Hay que actuar rápidamente ya que un exceso de líquido puede causar un parto prematuro. Algunas veces es necesaria la hospitalización para vaciar una parte del líquido y tratar la causa.

A la inversa, **a veces puede faltar líquido amniótico**, lo que es igual de preocupante porque es imprescindible para el desarrollo del feto. Primero, el médico intentará averiguar por qué hay tan poco líquido. Puede ser debido a una patología fetal (una malformación renal, un retraso del crecimiento...) o materna, como una toxemia gravídica (véase pág. 171). También podría darse una fisura de la bolsa amniótica (véase pág. 195), lo que comporta una pérdida lenta e irregular de líquido. La continuación del embarazo depende de la causa. En caso de malformación fetal grave, puede plantearse la interrupción médica del embarazo. En cambio, si se trata de una toxemia gravídica, la futura madre se queda en observación en el hospital, se le trata la hipertensión y se decide cuál es el mejor momento para provocar el parto.

El líquido también puede causar problemas cuando:

Se infecta debido a una afección vaginal o urinaria o de una fisura de la bolsa amniótica. En este caso, el feto podría quedar infectado también, lo que podría provocar un aborto espontáneo o un parto prematuro (dependiendo del momento en que se produzca). Es necesaria la hospitalización de la madre para administrarle un tratamiento antibiótico y a veces provocar el parto.

Presenta coloración, porque normalmente tiene que ser claro. Si es verdoso o tiene un aspecto turbio significa que contiene meconio (las primeras heces del bebé), lo que a es una señal de sufrimiento fetal. En estos casos, hay que provocar el parto de inmediato o realizar una cesárea.

Natalia se hizo la fecundación *in vitro*

Como de costumbre, hoy al mediodía, en la cafetería, con las compañeras hablábamos de todo y de nada: de los niños, de los maridos, de los amantes, de los domingos en casa de la suegra... y de mi embarazo. Siempre hay alguna compañera atenta que me pregunta cómo me encuentro. Y como me encuentro

Los espermatozoides de su marido no son muy activos.

bastante bien, no tengo mucho que contar, así que enseguida pasamos al tema siguiente. Esta vez, Natalia, que tiene un hijo de cuatro años, me ha preguntado si no sentía ningún temor en particular por el bebé. Claro que, si me paro a pensar, se me ocurren millones de «temores en particular», pero justamente hoy al mediodía, no tenía ninguno en mente. Ella nos ha contado que durante todo su embarazo estuvo muy angustiada. A mí me ha parecido extraño porque Natalia no es una chica especialmente nerviosa. Pero lo he entendido cuando nos ha contado las circunstancias de la concepción de su hijo: le realizaron una fecundación *in vitro* (FIV). Su marido no tiene suerte: tiene unos espermatozoides poco activos, por lo que no consiguen fecundar el óvulo solitos. Necesitan una ayuda. Así que Natalia se hizo extraer sus ovocitos y su marido donó espermatozoides para que los juntaran en una pipeta de laboratorio. Y, claro, es de esas cosas tan pesadas: varios días antes de que le extrajeran los ovocitos en el hospital a Natalia, le tuvieron que dar varias inyecciones de hormonas a ciertas horas concretas. El día D, su marido se tuvo que esmerar para donar su esperma. Y una vez que los embriones ya estaban formados, se los reinyectaron en el útero. Pero no funcionó a la primera, tuvo que repetirlo hasta tres veces. Luego, tuvo un aborto. Así que vuelta a empezar. Luego funcionó a la segunda. Al final, con tantos fracasos y esperanzas frustradas, Natalia estaba convencida de que nunca podría quedarse embarazada, tuvo miedo de sufrir un aborto durante todo el embarazo. Pero nada de eso, tuvo un niño precioso que está la mar de bien. De hecho, está pensando en volver a hacerlo...

CUANDO LOS ÁNIMOS ESTÁN BAJOS DURANTE EL EMBARAZO

Decaimiento, ganas de llorar, tristeza inexplicable... también puede ocurrir durante el embarazo, aunque sea deseado, que todo marche bien con la pareja, en el trabajo, con la familia... Lo tienes todo para ser feliz y, sin embargo, de vez en cuando, los ánimos sufren un bajón. ¿Serán las hormonas las culpables? No siempre. El hecho de esperar un niño y convertirse en madre remueve muchas cosas que no son siempre muy bonitas, como unas relaciones difíciles con los propios padres. El problema es que el embarazo está tan considerado como un periodo de felicidad absoluta, que las mujeres no se atreven a confesarlo cuando no es así. Y hasta si lo dicen, su entorno enseguida confunde esta ligera depre (o hasta depresión real) con un poco de cansancio o de estrés ligado al temor al parto, por ejemplo. Y podría darse el caso. Pero si los bajones vuelven de forma regular, si lloras a menudo y te sientes muy angustiada, si te invaden los pensamientos negativos, hay que hablarlo con la comadrona o con el médico, que te derivarán a un especialista que pueda ayudarte.

LOS EDEMAS, SIEMPRE BAJO CONTROL

Como consecuencia de las piernas pesadas y de la mala circulación de la sangre, a menudo durante el último trimestre del embarazo pueden aparecer hinchazones (edemas) en los tobillos, en los pies y hasta en las manos y los dedos. Mientras no estén asociados a otros síntomas, no hay por qué alarmarse. Simplemente hay que aplicar los consejos para aliviarlo y ya está (véase pág. 99).

En cambio, si los edemas aparecen de repente y van acompañados de una ganancia de peso muy rápida (varios kilos en una semana), si se ven pequeños puntos luminosos y se tiene una sensación de zumbido en los oídos y/o dolores de cabeza, pueden ser señal de hipertensión. En estos casos, hay que informar al médico inmediatamente ya que se podría tratar de una complicación grave del embarazo: la toxemia gravídica (véase pág. 171).

¿Será normal este bebé?

Esta noche he vuelto a tener un sueño. Bueno, más bien una pesadilla. Pero una pesadilla en la que no pasaba miedo. Era muy extraño, he soñado que Laura daba a luz a un bebé que no tenía piernas ni brazos. Pero no nos extrañaba para nada. De hecho, apenas comentábamos este hecho. Acogíamos a ese bebé con toda naturalidad y nadie a nuestro alrededor

¿Se puede ver todo con la ecografía?

parecía sorprenderse de que le faltaran las extremidades... Realmente era sueño muy extraño. Desde que me he levantado esta mañana no he dejado de pensar en ello. Nunca me había planteado que podríamos tener un niño con minusvalías o malformaciones, pero hoy estoy obsesionado por esa posibilidad. Se lo he comentado a Laura, pero ella está convencida de que si le falta un solo dedo del pie al pequeño se lo habrían detectado al hacer la ecografía. La he visto tan segura esta mañana cuando me lo afirmaba, que no me he atrevido a insistir. Pero aun así, ¿se puede ver todo con la ecografía?

La verdad es que creo que si tuviéramos un niño con problemas me costaría mucho aceptarlo. Pero por otra parte, tampoco podría escoger, no sería el primero ni el último.

Como para conjurar la mala suerte, esta tarde me he metido en Internet para buscar información sobre el tema. He encontrado bastantes foros en los que los padres cuentan su vida cotidiana con un niño «diferente», y la verdad es que me he quedado muy sorprendido, porque la mayoría se ven obligados a espabilarse prácticamente solos para encontrar a alguien que cuide de su hijo, para ayudarlo a desarrollarse y enseñarle cosas porque hay muy pocas escuelas adaptadas. Todos cuentan lo duro que es pero, paradójicamente, también hablan de la riqueza de los momentos que viven con sus pequeños y del amor que los une...

CUANDO SE ALTERA EL SUEÑO

Mientras que al principio del embarazo se tiende más bien a dormir todo el día, en el último trimestre se acostumbra a sufrir insomnio.

Y es que a menudo cuesta encontrar una postura cómoda por el peso de la barriga, el dolor de espalda, el niño que se mueve mucho en cuanto te tumbas y a veces presiona justo donde duele (en la vejiga, por ejemplo), etcétera.

También es la época en la que empezamos a pensar en el parto que no tardará en llegar y que preocupa a más de una, y en ese bebé que pronto nos cambiará la vida por completo.

Por supuesto, en ningún caso hay que tomar somníferos sin prescripción médica. Sin embargo, existen algunos trucos sencillos que nos ayudarán a dormir:

En lugar de acostarnos de espaldas, es mejor **tumbarnos sobre el lado izquierdo** para no dificultar la circulación sanguínea.

Si no podemos dormirnos y nos asaltan las preocupaciones, **es mejor no darles vueltas y levantarse,** ver una película que nos distraiga o leer una buena novela. No hay que dejarse atrapar por los pensamientos negativos, si no, se quedarán anclados en nuestras mentes y no conseguiremos dormirnos.

Por la noche, conviene **tomar una cena ligera** para que no nos cueste digerirla.

Nos podemos **relajar con un baño tibio o realizando alguna postura de yoga** que nos hayan enseñado en las clases de preparación al parto.

Siempre se puede **tomar una infusión**, ¡no nos puede hacer ningún daño!

Durante el día, se pueden echar **siestas de diez minutos** para recuperarse un poco.

Octavo mes

Como un diablillo en su cajita

El bebé

Su piel se ha vuelto más gruesa y, por fin, ya tiene el aspecto de un verdadero bebé. La maduración de los pulmones llega a su fin y, en nueve de cada diez casos está ya en la posición que conservará hasta el parto (cabeza abajo o de nalgas). En la mayoría de los casos, no cambiará de posición porque ya le queda poco espacio para moverse. Se acabó la época de las volteretas. Pero esto no le impide moverse como un diablillo y, de vez en cuando, podemos ver cómo su pie o su mano se marcan en la piel de la tripa. Al final del mes, pesará unos 2,2 kilos y medirá unos 45 centímetros.

La madre

A muchas nos darán la baja durante este mes. Hay que aprovechar esos días de libertad para hacer todo lo que nos apetece: compras en las tiendas de recién nacidos, ir a la peluquería, ordenar los armarios... Hay que cuidarse, mimarse y darse algún que otro capricho. ¡Lo merecemos!

He hecho mi tercera ecografía

En unas cuantas semanas nuestro bebé ya habrá nacido.

«Será un bebé pequeñito» ha dicho el ecografista. Pero no demasiado pequeño. Lo justo según los estándares, sin ser grande ni gordo. «Un bebé pequeño la mar de majo, vaya». Al oírlo, he pensado «¡uf!, qué bien, si es pequeñito saldrá más fácilmente». Pero como si me estuviera leyendo el pensamiento, el ecografista me ha precisado de inmediato que eso no significaba nada en el parto. El pequeño tiene la cabeza para abajo y, a priori, debería quedarse así porque ya no tiene mucho sitio en mi barriga para darse la vuelta. Sigue teniendo cinco dedos en cada mano, un corazón que late a toda velocidad y dos pies que me dan patadas... en definitiva, que todo va bien. El ecografista nos ha dicho: «En principio, si todo va bien, la próxima vez que lo veáis será cara a cara», y luego me ha deseado un buen parto y «adiós muy buenas». Al salir, Simón y yo estábamos un poco descolocados. En pocas semanas nuestro hijo ya habrá nacido. Cada vez estoy más impaciente. Primero, porque empiezo a estar harta de estar embarazada y, también, porque me apetece tenerlo en brazos, ver su carita, olerlo... Todavía me cuesta imaginarme a mí misma con un bebé, pero bueno, en cuanto esté aquí ya no hará falta imaginármelo. También me apetece ver a Simón con un recién nacido en los brazos. De hecho, tampoco he cogido yo en brazos a muchos... y es que a nuestro alrededor no hay muchos niños aparte de los hijos de Laurent e Ingrid. Y nunca los hemos cogido en brazos. ¡Qué fuerte! En dos meses tendremos un bebé y no hemos tenido nunca a ninguno en brazos.

TERCERA ECOGRAFÍA: ¿HA CRECIDO BIEN?

Esta vez, el bebé ha crecido y engordado tanto que es imposible verlo todo en una sola imagen.

¿Cuándo se reliza? Al principio del octavo mes, entre las semanas 32 y 34 de amenorrea.

¿Cómo? Con una sonda en la barriga.

¿Qué miran? Por tercera vez (y a menudo la última), se le mide de los pies a la cabeza. El ecografista vuelve a tomar las mismas medidas que en la segunda ecografía y también vuelve a mirar algunos órganos vitales, especialmente el corazón, los riñones y el cerebro. También observa la vitalidad del bebé, escucha los latidos de su corazón y mide la cantidad de líquido amniótico. Por otra parte, comprueba la posición del feto: si está boca abajo, listo para el nacimiento, o bien de nalgas. En el segundo caso, se vuelve a hacer una ecografía tres semanas más tarde para verificar si sigue en la misma posición. Asimismo, la posición de la placenta es determinante para el parto: si es previa, tapa la salida del útero por lo que el nacimiento tendrá que hacerse por cesárea.

1er MES

2º MES

3er MES

4º MES

5º MES

6º MES

7º MES

8º MES

9º MES

He soñado que daba a luz en un bosque...

Esta noche he soñado algo maravilloso. Estaba en un bosque. El día era precioso, hacía calor pero no demasiado. A mi alrededor, estaba lleno de animales que eran muy simpáticos conmigo. Me sentía muy serena. Caminé para llegar hasta un claro del bosque y me senté al pie de un árbol donde había una especie de alfombra de musgo, y di a luz. Tranquilamente.

Ojalá que todo fuera tan bien...

Sin gritos, sin miedo, sin dolor. Sola, pero sin dificultades. Luego, me dormía con mi niño junto a mí. Sentía un extraordinario bienestar.

No sé qué significa este sueño, pero ya me gustaría que fuera premonitorio. No porque me atraiga especialmente la idea de parir en un bosque entre los animales, sino más bien porque si mi parto fuera así de bien, sería genial. Pero por lo que dicen en las clases de preparación al parto las chicas que esperan su segundo o su tercer hijo, pocas veces es así.

Quizá mi sueño se atreve a decir lo que me callo, y es que ya empiezo a estar harta de estar embarazada. Cada vez estoy más ansiosa por parir y, a la vez, me da un miedo horrible. Todas las comadronas con las que he hablado me han dicho que es normal tener un poco de miedo al parto. Pero yo no tengo un poco, más bien es ¡mucho miedo! Además, ahora, tras la cena con los amigos de Benoît y Catherine, Simón duda si asistir al parto o no. Hasta me ha preguntado si me importaría que él no estuviera. Le he dicho que no, porque no quiero obligarlo, pero preferiría que estuviera conmigo. Si no viene, le pediré a otra persona que esté a mi lado, porque en esos momentos no quiero estar sola. Pero, ¿a quién se lo podría pedir? ¿A Fabienne o a Florence? ¿A mi madre? ¿A mi hermano? No sé... Realmente preferiría que fuera Simón.

DOS APELLIDOS Y UN BEBÉ

Según lo dispuesto en el artículo 109 del Código Civil español, los progenitores pueden decidir el orden de los apellidos de su hijo, es decir, que si así lo acuerdan, el primer apellido del hijo puede ser el materno y el segundo el paterno. Hay que tener en cuenta que los apellidos de los siguientes hijos seguirán la pauta establecida para el hermano mayor (así todos los hermanos tendrán los apellidos en el mismo orden). En cualquier caso, el hijo, al alcanzar la mayoría de edad, podrá solicitar que se altere el orden de los apellidos.

LA COLESTASIS GRAVÍDICA Y SUS PICORES

Detrás de este nombre bárbaro se esconde una enfermedad del hígado específica de la mujer embarazada. No se conocen muy bien las causas, pero se sabe que el hígado ya no cumple tan bien su función depuradora. Casi siempre aparece en el tercer trimestre y se manifiesta principalmente por un picor (prurito) generalizado, incontrolable y muy desagradable. Te pica todo, mucho y todo el día.

Hay que comunicárselo al ginecólogo para que te mande hacer un análisis de sangre que permita identificar una eventual disfunción del hígado. Si fuera el caso, se debe tomar medicación hasta el final del embarazo. Si embargo, dependiendo de la intensidad de la enfermedad, puede llegar a ser necesaria la hospitalización. En cualquier caso, se va controlando la evolución del problema cada semana hasta el final del embarazo mediante analíticas y comprobando en el transcurso de las visitas si los picores van desapareciendo. Además, se verifica mediante ecografía que el bebé se encuentra bien.

Si la enfermedad se agrava y el hígado cada vez cumple menos su función, los picores se intensifican y el ritmo cardiaco del bebé presenta anormalidades. En este caso se puede llegar a tener que provocar el parto.

1er MES
2º MES
3er MES
4º MES
5º MES
6º MES
7º MES
8º MES
9º MES

Quiero estar presente en el parto

Un momento así, ¡no me lo querría perder por nada del mundo!

No se por qué he dudado tanto cuando realmente no había razones, ¡pues claro que estaré en el parto! Sin premeditarlo, lo he hablado hoy al mediodía con un compañero que acaba de ser padre por segunda vez. Su hija nació la semana pasada y me contó cuánto le había gustado cortar el cordón umbilical, acompañar a la enfermera para dar el primer baño al bebé y ver a su mujer, tras el esfuerzo, con un recién nacido en los brazos. Pero también me ha confirmado que podías encontrarte con momentos difíciles. Me contaba que en el primer parto de su mujer, ella se quedó medio dormida después de que le pusieran la epidural y la enfermera se fue a ver a otro paciente. Él se fijaba en la pantallita que indica los latidos del corazón del bebé y vio que iban bajando. No se atrevía a decir nada pero, de repente, la alarma del aparato se puso a pitar y la comadrona llegó enseguida. Oyó como llamaba y pedía que prepararan el quirófano. También avisó a la ginecóloga que acudió enseguida a la sala de partos. Le dijeron a la madre que tenía que empujar muy fuerte. Él, mi compañero, ya se había dado cuenta de que la niña tenía que nacer rápidamente. La ginecóloga y la comadrona animaron muy bien a su mujer, que empujó como debía y a los cinco minutos el bebé ya estaba allí. Cuando me describía la felicidad que había sentido mientras cogía de la mano a su mujer, la animaba cuando empujaba y cuando oyó el primer llanto de su bebé, me di cuenta de que un momento así, ¡no me lo querría perder por nada del mundo!

TODO SOBRE LA BAJA MATERNAL

La duración del periodo de **descanso por maternidad** es de 16 semanas ininterrumpidas. Por lo menos 6 de las 16 semanas de baja deben ser disfrutadas por la madre, mientras que las otras las puede disfrutar el padre o la madre según les convenga.

En el caso de los partos múltiples, la baja se prolongará dos semanas más por cada hijo a partir del segundo. También se añaden dos semanas en el caso de hijos con discapacidad. Si el recién nacido tiene que ser hospitalizado, todo el tiempo que permanezca ingresado (hasta un máximo de 13 semanas) se añadirá a las 16 semanas habituales.

Estos períodos de baja podrán disfrutarse en régimen de jornada completa o a tiempo parcial (excepto las 6 primeras semanas, ya que se consideran de descanso obligatorio), previo acuerdo entre los empresarios y los trabajadores afectados. Pueden distribuirse según conveniencia de la interesada, siempre que las 6 semanas sean inmediatamente posteriores al parto.

Si se está trabajando por cuenta propia o ajena o bien en situación de paro cobrando una prestación de nivel contributivo, la Seguridad Social cubre las necesidades económicas durante la baja con una prestación económica equivalente al 100% de la base reguladora correspondiente.

En el caso en que la madre lo solicitara, la baja maternal puede empezar antes del parto, sin embargo, hay que tener en cuenta que las 16 semanas empezarán a contar desde el primer día de baja, no desde el parto.

1er MES

2º MES

3er MES

4º MES

5º MES

6º MES

7º MES

8º MES

9º MES

¡Por fin de baja!

Ya está, ya estoy de baja. ¡Uf! Se acabó lo de arras-trarme por la oficina, ya era hora, ¡porque no podía más! Por fin podré olvidarme del despertador, orde-nar el piso y preparar un poco la habitación del bebé. ¡Estoy SUPERCONTENTA!

Lo necesitaba. Por fin podré olvidarme del despertador.

Para celebrarlo, he montado un pequeño pica-pica de despedida con mis compañeros y mi jefa porque, en general, todo el mundo se ha portado muy bien conmigo durante estos meses en los que he bajado un poco el ritmo de trabajo. Han abierto el champán y han brindado a mi salud y a la del bebé, deseándome el mejor parto del mundo. Yo me he con-formado con un té de vainilla y nos hemos puesto las botas con las crêpes que había preparado la noche antes. También he invitado a la chica que me tiene que sustituir durante mi ausencia. Es maja, durante tres días le he ido enseñando el trabajo y me sigue a todas partes como si fuera mi sombra.

Y pensar que no volveré hasta dentro de cuatro meses... más un mes de vacaciones que añadiré a mi baja maternal. Me parece imposible estar aleja-da de la oficina durante tanto tiempo, ¡nunca lo he estado! Ahora me tengo que organizar para aprovecharlo al máximo.

PREECLAMPSIA O TOXEMIA GRAVÍDICA: CUANDO EL FINAL DEL EMBARAZO SE COMPLICA

La preeclampsia (o toxemia gravídica) es una enfermedad que empieza generalmente durante **el tercer trimestre**.

A menudo aparece en los primeros embarazos y afecta especialmente a las embarazadas fumadoras, a las que antes de quedarse en estado sufrían problemas de hipertensión y a las que padecen diabetes gestacional y no se les ha detectado ni tratado, así como a las que sufren obesidad no controlada.

Se ignora la causa exacta de esta enfermedad, pero se sabe que está ligada a un problema de funcionamiento de la placenta: los intercambios entre la madre y el bebé no son los correctos, por lo que el bebé no crece ni engorda lo suficiente. Los síntomas de la toxemia gravídica son los **edemas** (véase pág. 159) y un **aumento de peso** importante, así como **hipertensión arterial** con **dolores en el estómago**, problemas de visión (se ven **puntitos negros**) y **zumbido en los oídos**.

En cuanto aparecen los síntomas es fundamental comunicárselo al médico enseguida ya que una toxemia gravídica puede tener consecuencias muy graves para el feto (retraso en el crecimiento, riesgo de muerte in utero) así como para la madre (la hipertensión arterial puede causar daños en los riñones, en el hígado, en el cerebro, y hasta causar la muerte). Para controlar tensión, la futura madre tiene que medicarse y hacer reposo. Sin embargo, puede que se tenga que llegar a provocar el parto y realizar una cesárea mucho antes de llegar a término para no poner en peligro la vida de la madre y la del feto.

Tras el nacimiento todos los síntomas desaparecen y, buena noticia, no porque se haya sufrido de una toxemia gravídica en un primer embarazo se tiene que volver a sufrir en el siguiente.

Mis planes para la baja

Hoy es mi primer día de baja. Aunque esté harta de estar embarazada, me invade una sensación de libertad total absolutamente genial. Como quiero aprovecharlo al máximo, me he montado el siguiente plan: el lunes, pasaré el día con mi madre, porque ése es el día que no trabaja. Iremos a comprar cuatro cosillas para el bebé. He preparado una lista porque en el curso de preparación al parto la comadrona vino un día con una puericultora que nos dio una lista de todo lo que necesitábamos para el bebé. Para el martes, tengo previsto ir a comer con Florence y, por la tarde, iré al cine (sola, porque Florence tendrá que volver al trabajo). El miércoles pasaré el día con Fabienne, porque es el día que libra. El jueves por la tarde, tengo mi última clase de preparación al parto y el viernes... no lo sé, todavía no tengo nada pensado. Quizás aproveche para ordenar todas las fotos de las vacaciones, de las Navidades y los cumpleaños, que tengo amontonadas en un armario. Compraré unos bonitos álbumes para ordenarlas. Y la semana que viene, pues todavía no sé qué voy a hacer. ¡Espero no aburrirme! En cualquier caso, hay algo de lo que estoy segura que disfrutaré cada mañana: ¡levantarme cuando me dé la gana!

¡Estoy decidida a aprovecharlo al máximo!

DESPRENDIMIENTO DE PLACENTA

Es algo poco frecuente, pero puede pasar, sobre todo a las madres que sufren de preeclampsia (véase pág. 171), pero también si se sufre un golpe violento en la zona abdominal (a causa de una caída o de un accidente de coche, por ejemplo). En estos casos la placenta se desprende de la pared del útero. Los síntomas son generalmente una contracción larga y dolorosa, acompañada de pérdidas muy oscuras y, en casos extremos, de una bajada de la tensión y hasta mareos. Pero lo más grave es que el bebé se ve privado de oxígeno y si no se interviene rápidamente, puede perder la vida. En estos casos, se realiza una cesárea de urgencia para que tarde lo menos posible en nacer.

EL MONITOREO FETAL
PARA ESCUCHAR LOS LATIDOS DEL BEBÉ

El *monitoring*, esa herramienta fundamental de la obstetricia, es un aparato que permite controlar el ritmo cardiaco del bebé cuando se detecta algún problema (retraso del crecimiento, preeclampsia, diabetes, etcétera).

Durante el parto, permite controlar en paralelo la frecuencia de las contracciones de la madre.

Se compone de dos sensores, uno se coloca en la parte alta del vientre, para grabar las contracciones, y el otro en la parte baja, para escuchar el corazón del bebé. Esto también permite al ginecólogo o a la comadrona comprobar que el parto se desarrolla correctamente y reaccionar rápidamente si constatan una anomalía (y realizar una cesárea de urgencia, por ejemplo).

Último curso de preparación al parto

Todavía me cuesta hacerme a la idea de que vamos a ser padres.

Ya hemos acabado y la comadrona que nos ha dado la última clase de preparación al parto casi nos ha deseado buena suerte cuando se despedía de nosotras. He echado un vistazo al grupo que formábamos todas las que estábamos allí. Parecía una reunión de ballenas varadas. No, me estoy pasando. Algunas chicas siguen teniendo un cuerpo finito, si no fuera por una buena tripilla y unos buenos pechos, nada delataría su embarazo.

Y para volver a la comadrona, también exagero. No nos ha dicho «¡adiós y buena suerte!», sino más bien algo así como: «Probablemente sea la última vez que nos veamos aquí. La próxima vez, será en la sala de partos o en los pasillos de la clínica con vuestro bebé en brazos». Esta frase me ha dado qué pensar, y es que por más que lleve ocho meses embarazada, todavía me cuesta imaginarme con MI bebé en brazos. De hecho, me pregunto qué pinta tendré con un recién nacido. Y Simón, ¿que aspecto tendrá empujando el cochecito? También me cuesta asimilar que vamos a ser padres. Hasta ahora, cuando decía la palabra «padres», me venía a la cabeza la imagen de gente más mayor que nosotros, como mis padres, por ejemplo, o los de Simón. Pero no nosotros. Cuando pienso en que muy pronto vamos a entrar en esta gran tribu de papás y mamás se me hace raro. Es como si pasáramos al otro lado de la valla.

ANTES DE QUE LLEGUE EL BEBÉ, ¡HAY QUE PREPARAR EL NIDO!

¿Cuál es el material mínimo necesario para acoger a tu recién nacido?

Para dormir Una cama adaptada, es decir, conforme a la norma AENOR que recomienda que no tenga ningún espacio vacío (por ejemplo, entre dos barrotes) de un tamaño superior a los 7,5 cm. Cuidado con las cunas antiguas que van pasando de generación en generación, pocas veces cumplen con este precepto. Además, el colchón tiene que tener las medidas EXACTAS del somier. Si queda un espacio vacío, se le podría quedar la cabeza atrapada al bebé y asfixiarse. En esta cama, sólo hay que poner una sábana bajera y un saco de bebé. Nada de peluches ni de mantas.

Para alimentarlo Si has decidido dar el pecho, necesitas uno o dos sujetadores de lactancia y unos discos protectores para los pezones. Si de entrada te has decidido por el biberón, hay que prever 6 de plástico, un limpiabiberones, un esterilizador y varios baberos.

Para lavarlo Una pequeña bañera de plástico para darle un baño a su medida, un cambiador para cambiarle los pañales en un soporte en el que se sienta cómodo y un jabón «sin jabón».

Para el paseo Un cochecito para recién nacidos en el que quede bien alto para que no vaya a la altura de los tubos de escape y, si además sirve para más tarde, mucho mejor. Para el coche, se necesita un capazo de seguridad o una sillita portabebé especial para el coche.

Para vestirlo Algodón y nada más que algodón. Cuatro o cinco bodys, tres o cuatro pijamas (de algodón aterciopelado en invierno y de algodón finito en verano), de talla 0 y talla tres meses. Y un mono integral (con pies y todo) con capucha y manoplas para afrontar los inviernos fríos.

1er MES
2° MES
3er MES
4° MES
5° MES
6° MES
7° MES
8° MES
9° MES

De compras en una tienda de bebés

He visto un montón de cochecitos.

Hoy he comprado un peluche, una especie de tortuga multicolor cuyas patas ofrecen, cada una, un juego diferente. Una pata es un espejo de aumentos, otra pata emite una musiquilla suave cuando la aprietas, la tercera hace un ruido de papel arrugado y, cuando tocas la cuarta, puedes apreciar su suavidad. La vendedora me ha asegurado que era un juguete ideal para un recién nacido. Pero lo que más me ha gustado es cuando sacudes la tortuga, porque se oye el tintineo de unos cascabeles que tiene en su barriga.

Al principio, había ido a la tienda para ver los diferentes cochecitos que existen e intentar escoger uno que reúna todos los criterios que Laura me había apuntado en una hoja: bonito, manejable, que se pliegue con facilidad, que sirva para cuando crezca, etcétera. Y he podido constatar que, cochecitos, hay un montón. Los hay de estilo retro con ruedas enormes pero que sólo sirven para los primeros meses, los hay modernos con el asiento que se puede poner de cara a ti o de cara a la calle, los hay que se adaptan al coche y que son muy fáciles de plegar... pero ninguno que lo tuviera todo. Así que al volver, le he presentado mi informe a Laura y hemos decidido volver juntos a la tienda este fin de semana.

También miraremos ropa para bebés, pero Laura no quiere que compremos mucho todavía porque dice que trae mala suerte comprar cosas a los pequeños antes de su nacimiento. No sé por qué lo dice, pero cuando a Laura se le mete una idea en la cabeza, siempre cuesta hacerla entrar en razón. Y ahora todavía más con las cosas que conciernen al bebé.

De todas formas, como todavía no sabemos si es niño o niña, no le vamos a comparar toda la ropa, aunque creo que deberíamos comprarle un par o tres de cosillas para los primeros días... Laura dice que le compraremos ropita de color caqui o rojo porque los dos colores van bien tanto para niño como para niña.

IR DE PARTO CON HORA PROGRAMADA: PROS Y CONTRAS

Actualmente, un 20% de los nacimientos se programan y no siempre de forma justificada.

Cuando existen razones médicas Cuando llega a la fecha prevista del parto y el bebé no se decide a salir, cuando se rompe aguas de forma prematura, cuando la madre sufre de diabetes (véase pág. 129) o de preeclampsia (véase pág. 171), el equipo médico puede decidir provocar el parto para permitir que el pequeño llegue al mundo en buenas condiciones. Y en estos casos, bienvenido sea el parto programado.

Cuando las razones no son médicas Si el futuro padre viaja mucho, puede que se programe un parto para asegurarse de que podrá estar presente. Ciertamente, es algo comprensible, pero algunas mujeres también quieren que se les provoque el parto en una fecha determinada para estar seguras de que aquel día su ginecólogo estará en la clínica, mientras que otras sencillamente desean evitar la sorpresa y limitar un poco la parte no programable que conlleva un parto. En estos casos, muchos equipos médicos se niegan a hacerlo. Sin embargo, algunos son favorables a la programación por «conveniencia personal» con el argumento de que facilita la organización del servicio de personal.

Sin embargo, hay que tener presente que **es el bebé el que en parte provoca las contracciones,** por lo que forzar su nacimiento implica, sin duda, ir en contra del proceso natural del parto.

Generalmente, **un nacimiento sólo se programa** a partir de la semana 39 de amenorrea (ocho meses y medio de embarazo) para estar seguros de que los pulmones del feto están listos para respirar. También hay que comprobar que el cuello del útero esté «maduro», lo que sólo un ginecólogo o una comadrona pueden decidir.

1er MES
2° MES
3er MES
4° MES
5° MES
6° MES
7° MES
8° MES
9° MES

Fabienne se encuentra mucho mejor

Está recuperando su espíritu mordaz.

Como tenía previsto, hoy he pasado el día con Fabienne. Florence se ha unido a nosotras después de comer. Ha estado muy bien porque como hacía buen tiempo nos hemos quedado buena parte del día en un parque.

Fabienne empieza a recuperarse poco a poco de su ruptura con Ludovic. Ya no habla mucho del tema y no se pasa el día tramando mil planes de venganza. Buena señal, ¿no?

La última vez que nos vimos estaba pensando en poner un paquete con un excremento del perro de su vecino dentro del buzón de Ludovic y de su nueva pareja. Florence y yo nos tuvimos que pasar toda una noche discutiendo con ella para hacerla entrar en razón. Sólo faltaría que Ludovic la denunciara.

Así que Fabienne está mucho menos triste y pesada que durante las últimas semanas. Hasta ha recuperado parte de su espíritu mordaz, que le hace soltar esas frasecitas de las que sólo ella tiene el secreto. Hoy, por ejemplo, mientras estábamos merendando sentadas en un banco, me ha dicho: «Cuando pienso que muy pronto vas a dar a luz... De hecho, es increíble lo rápido que ha pasado tu embarazo, y es una suerte para ti que ya se acabe, ¡porque estás tan gorda!» Florence le ha dado un codazo para darle a entender que no era una frase muy delicada. Pero Fabienne ha replicado: «¿Qué pasa? No tenemos por qué simular que no está gorda. Total, ella ya lo sabe. ¿Verdad Laura, que ya sabes que estás gorda? Yo sólo le he contestado que me alegraba ver que ya se encontraba mucho mejor.

EN CASO DE HERPES, HAY QUE PROTEGER AL BEBÉ

El herpes es una enfermedad vírica bastante contagiosa que puede manifestarse de dos formas: el herpes bucal y el herpes genital, que es sexualmente transmisible y puede reconocerse fácilmente por unos síntomas muy típicos: en la primera infección, aparecen en la vulva unos pequeños granos y luego unas dolorosas llagas que pueden llegar a impedir la micción. Hay que tomar medicación por lo menos durante un mes, en pastillas o inicialmente mediante perfusión, según la gravedad de la crisis. A pesar del tratamiento, **el virus del herpes nunca desaparece completamente**. Sin embargo, pueden pasar meses y hasta varios años entre dos crisis y, por suerte, las recaídas a menudo son menos violentas que en la primera infección.

Si se sabe que se es portadora del virus o en caso de duda (si al estar embarazadas se notan por primera vez todos los signos descritos), es muy importante decírselo al médico. Él comprobará al inicio del parto que no haya síntomas que pudieran haber pasado desapercibidos y causado lesiones alrededor de la vagina. Si por desgracia éste fuera el caso, se realizaría una cesárea para evitar que el bebé entre en contacto con el virus presente en la zona genital. Si no se hiciera, podría infectarse y desarrollar una enfermedad grave (una encefalitis herpética, un herpes generalizado, etcétera).

¿EL BEBÉ PUEDE PERCIBIR MIS EMOCIONES DENTRO DE MI BARRIGA?

La verdad es que no se sabe muy bien lo que el bebé percibe exactamente. ¿Estamos tristes? Nada nos permite afirmar que él lo nota. Lo mismo si estamos alegres. En cambio, si tenemos miedo, es diferente. El miedo provoca una subida de adrenalina que se traduce por una aceleración del ritmo cardiaco y un aumento de la tensión arterial. Esto puede causar, de forma mecánica, el aumento del ritmo cardiaco del bebé. Pero eso no significa que note el miedo de la mamá; simplemente es una reacción en cadena. En definitiva, nuestras emociones sí pueden tener efectos puramente mecánicos sobre él, pero es difícil afirmar qué consecuencias psicológicas pueden tener.

Estoy pintando su habitación

Me tengo que dar prisa antes de que nos entreguen los muebles.

Nos hemos pasado horas hablando, valorando y pensando, hemos cambiado de opinión mil veces y hasta hemos estado a punto de no pintar de nuevo esta habitación que reservamos al bebé. Y es que, como para la ropa, teníamos que encontrar un color mixto porque no sabemos si será niño o niña. Al final, tras ir a un montón de tiendas de decoración y bricolaje, nos hemos decidido por un azul muy pálido para las paredes, que pintaremos con un trapo, de forma que quede irregular. Laura ha comprado una cenefa con unos ositos que a mí no me entusiasman, pero como la quiere poner ella misma, tampoco le he dicho que no. Además estoy casi seguro de que no la pondrá porque odia todo lo que sea bricolaje, pintar, pegar...

Pero desde que está de baja, Laura sólo piensa en una cosa: preparar la habitación del bebé. Así que ya hemos encargado la cuna con barrotes y un supersomier adaptado, una cómoda a conjunto con un cambiador, todo de pino natural. La verdad es que tiene un aspecto rústico muy natural y cálido, me gusta. Y ahora, tenemos que espabilarnos en pintar antes de que nos entreguen los muebles. Así que esta tarde he estado pintando la habitación de nuestro futuro bebé. Tengo que decir que me he emocionado de verdad porque es la primera vez que hago con mis propias manos algo para él. Al pintar, pensaba en que será en esta habitación donde dormirá, soñará, se divertirá, aprenderá... También me lo he imaginado ya más crecidito, sentado en su mesa haciendo los deberes y, luego, de adolescente, con los amigos escuchando música... ¡La verdad es que con todo esto me he emocionado un poco!

¡UY! SE ME HA ESCAPADO...

Al final del embarazo, a veces es difícil reír, toser o estornudar sin tener ligeras pérdidas de orina. No hay por qué alarmarse. El peso del bebé hace tanta presión sobre el periné (una zona compuesta por músculos, ligamentos y membranas que forman una especie de hamaca que aguanta la vejiga, la vagina y el recto), que se pierde el control. En esta fase no se puede hacer nada, pero unas semanas después del parto, hay que hacer los ejercicios de Kegel para recuperar una buena tonicidad de la zona.

¿NOTAS QUE ENSEGUIDA TE FALTA EL AIRE?

Durante el tercer trimestre, a menudo se nota que falta el aire al subir unos cuantos peldaños o al andar más deprisa de lo habitual. Esto es debido a la anemia del embarazo (véase pág. 131) y al hecho de que el corazón ya tiene mucho trabajo con el desarrollo del bebé. Y para complicarlo más, el útero invade ya una buena parte de la caja torácica.

No se puede hacer gran cosa aparte de reducir la actividad física y hacer los menos esfuerzos posibles. Por supuesto, esto desaparece tras el parto. Sin embargo, si esta sensación nos preocupa, nos causa pánico o nos sentimos al borde del desmayo, hay que comentárselo al médico para que nos tranquilice.

1er MES
2° MES
3er MES
4° MES
5° MES
6° MES
7° MES
8° MES
9° MES

Ahora, noto que voy a «cámara lenta»

Me han dado golpes y empujones... ¡era muy desagradable!

Hoy he pasado una tarde horrorosa. Me apetecía ir a comprar uno o dos pijamas para el bebé así que he ido de tiendas. He cogido el autobús porque, con mi enorme barriga, me cuesta conducir: el cinturón de seguridad me aprieta demasiado y toco el volante con la barriga, lo que me da bastante miedo. En la parada de autobús ya ha empezado la pesadilla. Alguien me ha empujado para colarse delante de mí y no he tenido fuerzas para quejarme. En otro momento, le hubiera dicho que qué se había creído, pero esta tarde me notaba como sin energías. Luego, en las tiendas, enseguida he dado media vuelta porque había mucha gente y tenía la sensación de que andaban todos muy deprisa excepto yo. Me han dado golpes y empujones... ¡era muy desagradable! Al rato, ya estaba harta y he vuelto a casa sin comprar nada.

Es la primera vez desde el inicio del embarazo que tengo la impresión de funcionar a cámara lenta: camino lentamente, enseguida me canso... También es la primera vez que me doy cuenta de que en los sitios llenos de gente, si no vas a la misma velocidad que los otros recibes empujones sin ningún miramiento. Nadie se preocupa por ti. Es muy desagradable y hasta da un poco de miedo. Tendré que acordarme de esto cuando vea a personas mayores con un bastón por la calle, o gente que cojea o que anda con muletas.

INFORMARSE SOBRE
LOS DIFERENTES TIPOS DE ANESTESIAS

Vale la pena informarse, bien sea a través de la matrona o del ginecólogo, sobre los diferentes medios que existen para evitar (o más bien limitar) el dolor durante el parto. El más corriente es, por supuesto, la epidural (véase pág. 197). Pero si no queremos recurrir a este tipo de anestesia o no podemos (por infecciones de la piel o problemas de coagulación de la sangre), existe otra clase de anestésico, una perfusión de derivados de la morfina que se pone al principio del parto. No es tan eficaz como la epidural, pero aun así atenúa considerablemente el dolor.

LOS ATAQUES DE HAMBRE:
SUCUMBIR, SÍ, ¡PERO A LOS ALIMENTOS CORRECTOS!

Muchas futuras madres sufren ataques de hambre durante el día. Es normal, al estar gestando un bebé, el cuerpo reclama una aportación nutricional más importante. Para evitar ganar demasiado peso, hay que hacer comidas equilibradas y saciar los ataques de hambre picando alimentos consistentes y con un verdadero valor nutricional. Dicho de otra forma, hay que dejar de lado los dulces y la bollería y optar por la fruta, el pan integral y los yogures.

Noveno mes

3, 2, 1... ¡YA!

El bebé

Se está poniendo guapo para su presentación al mundo entero y acumula grasa bajo la piel. Cada día engorda 30 gramos. Todos los sistemas internos están ya casi acabados. Pronto empezará a bajar por la pelvis. Entonces, pesará una media de 3,3 kilos y medirá unos 50 centímetros.

La madre

Ya no es momento de ir de tiendas para encontrar el mejor calientabiberones ultramoderno o la sillita de paseo todoterreno. Durante este mes, toca hacer de gallina, hay que incubar al polluelo, dormir... En definitiva, descansar mientras se espera el gran día.

Me cuesta atarme los zapatos

La verdad es que la vida de una mujer embarazada es bien curiosa. Te enfrentas a mil problemas cotidianos con los que nunca te habías encontrado antes. Esta mañana, por ejemplo, iba a hacer unas compras al supermercado del centro. Estaba a punto de salir y sólo tenía que calzarme. Como ya estaba harta de llevar las sandalias negras que me compré hace tres meses cuando Simón me montó un pollo para que me comprara zapatos planos, he intentado ponerme las sandalias doradas con cierre, unas que me compré así, por antojo, la semana pasada y que todavía no he estrenado. Pero he tenido que renunciar enseguida, porque era incapaz de cerrarlas, me molestaba la barriga. Y eso que lo he intentado varias veces. He hecho contorsiones para todos los lados para intentar contornearla, me he doblado hacia delante todo lo que podía... ¡pero nada! Apenas llegaba a tocar el cierre. Además, al bebé no le debían de gustar mucho mis contorsiones porque ha empezado a moverse como un loco. Parecía que se movía como para decirme: «Oye, ¿qué pasa ahí arriba?, ¡que me estás estrujando!». Así que no he insistido más. Me he vuelto a poner las sandalias negras, un poco frustrada, pero pensando que, al fin y al cabo, son cómodas y como se me hinchan los pies, sobre todo al final del día, son prácticas porque no me aprietan nada. Mala suerte para mis bonitas sandalias nuevas. Las he guardado pensando que tendrían que esperar a que nazca el bebé para encontrarse con mis pies.

Lo he intentado varias veces, pero me molestaba la barriga.

UN PERMISO PARA LOS PAPÁS

Nuestros padres disfrutaron de 3 cortos días de baja por el nacimiento de sus hijos. Desde marzo de 2007, los papás tienen derecho a **13 días** ininterrumpidos, más los que estipule su convenio colectivo. En nombre de la igualdad hombre/mujer y del derecho de los padres a pasar un poco de tiempo con su bebé, este permiso por paternidad está abierto a todos los trabajadores por cuenta ajena (incluidos los contratados para la formación y a tiempo parcial) que estén afiliados y dados de alta en la Seguridad Social o bien se encuentren en situación legal de desempleo total por la que perciban una prestación de nivel contributivo. Además, deberán tener cubierto un período de cotización de **180 días** dentro de los 7 años inmediatamente anteriores a la fecha del inicio de dicha suspensión o, alternativamente, **360 días** a lo largo de su vida laboral con anterioridad a la mencionada fecha.

Este permiso es ampliable 2 días más por cada hijo a partir del segundo, en los casos de parto, adopción o acogimiento múltiples. El disfrute de estos períodos es independiente del disfrute compartido de los períodos de descanso por maternidad.

La prestación económica consiste en un subsidio equivalente al 100% de la base reguladora. Para más información, consultar la página: http://www.seg-social.es

VARICES VULGARES:
UNA DESAGRADABLE SENSACIÓN DE PESADEZ

Las varices no sólo pueden aparecer en las piernas, también pueden formarse en la zona de la vulva, especialmente al final del embarazo, cuando el bebé y el útero alcanzan un gran volumen e impiden que la sangre circule correctamente. Entonces pueden provocar una desagradable sensación de pesadez, especialmente al final del día.

Para limitar las molestias:

Aplicar una **bolsa de hielo** para reducir la hinchazón.
Evitar permanecer de pie.

No hay que alarmarse. Desaparecen rápidamente tras el parto.

1er MES
2º MES
3er MES
4º MES
5º MES
6º MES
7º MES
8º MES
9º MES

¿Y si rompo aguas en plena calle?

Me he imaginado a los transeúntes mirándome con cara de circunstancias.

Esta tarde he ido a la biblioteca municipal para devolver los tres libros que tomé en préstamo hace quince días y llevarme tres más. Me he quedado con dos novelas policíacas de Fred Vargas y la biografía de Romy Schneider. Al volver a casa, en la calle, he sentido un dolor en el bajo vientre que nunca antes había notado. Por suerte, ha durado poquito y tampoco era insoportable, pero cuando me ha dado, no he podido seguir andando. Me he apoyado en el borde de un muro para descansar. Dos señoras que venían de frente han debido de ver mis muecas y mi gesto de aguantarme la barriga porque han acelerado el paso para ayudarme. Me han preguntado si todo iba bien. Al contarles lo que me pasaba, me han dicho: «¿No estarás de parto?». Cuando les he explicado que todavía me faltaba un mes, me han advertido de que podía llegar antes de lo previsto. Y en aquel momento, ¡qué horror!, me he imaginado rompiendo aguas en plena calle, con un charco a mis pies y los transeúntes mirándome con cara de circunstancias... ¡Qué vergüenza! Al pensar en eso, he debido de poner cara de pánico porque las dos señoras me han propuesto llamar a los bomberos. En lugar de contestar que no hacía falta, les he preguntado qué sentías cuando rompías aguas y se han echado a reír. Me han asegurado que cuando te pasaba no había dudas porque te bajaba un montón de agua por las piernas. Al oírlo, he pensado que lo mejor que podía hacer era volver cuanto antes a casa, por si acaso.

No sé a qué se debía este dolor. Quizás era una contracción. En las clases de preparación al parto nos han avisado de que nos podía pasar de vez en cuando al final del embarazo, y que si eso ocurría, tenías que descansar. Así que creo que es lo que voy a hacer en adelante, quedarme tranquilamente en casa.

Preguntas y respuestas

¿UNA MAMÁ RONCADORA?
NO ES MUY SEXY, PERO SÍ NORMAL

¿Qué hace una futura mamá cuando duerme? A veces, ronca, como el 40% de las mujeres embarazadas. Es el resultado de un estudio de investigadores escoceses, y se da especialmente en el último trimestre. ¿Por qué? Por el aumento de peso que provoca una acumulación de grasa en los tejidos que hay alrededor de los músculos del cuello.

Frente a estos ronquidos, no se puede hacer nada más que esperar el parto. Según los investigadores, todo vuelve a la normalidad a los tres meses del nacimiento (también hay que decir que, después, ¡no se duerme mucho!). Mientras, si la pareja tiene la impresión que está durmiendo con un tractor, hay dos soluciones: dormir del lado izquierdo para disminuir el volumen del sonido, o ir a dormir al sofá.

¿CÓMO SE DESARROLLA UN PARTO?

Casi todos se producen por vía natural, es decir, el bebé sale del útero pasando por el cuello y la vagina en tres fases:

La dilatación Es la fase más larga del parto. Suele durar unas cinco o seis horas en las primíparas. En esta fase, el cuello del útero se va dilatando progresivamente por el efecto de las contracciones. Empieza con una sensación de calambre en el bajo vientre y en la parte baja de la espalda. Al principio, las contracciones son cortas, de unos 15 segundos, y aparecen cada 10 a 15 minutos, provocando un dolor soportable. Luego el dolor va aumentando a la vez que el intervalo entre contracciones se va acortando y éstas cada vez duran más (hasta llegar a los 90 segundos al final del parto). A menudo es durante esta primera fase cuando se rompe aguas. En la clínica, la matrona va controlando cada hora la dilatación del cuello hasta que ésta sea completa.

La expulsión Cuando el cuello del útero está totalmente abierto (también se dice que se ha borrado o que está en completa dilatación), el bebé ya puede salir del cuerpo de su madre.

El alumbramiento Aunque el bebé ya haya salido, todavía no ha acabado el parto y las contracciones siguen para expulsar la placenta. Luego, el útero debe contraerse para impedir posibles sangrados anormales. La matrona controlará este proceso durante las dos horas siguientes al parto, en las que permaneceremos en la sala de partos..

1er MES · 2º MES · 3er MES · 4º MES · 5º MES · 6º MES · 7º MES · 8º MES · 9º MES

¿Lactancia materna o biberón?

Ingrid ha pasado hoy a verme. Hacía tiempo que no nos veíamos porque ella estaba de vacaciones. Como sus hijos todavía no van al colegio, ella y su marido aprovechan para hacer unas vacaciones en época escolar.

La verdad es que no lo tengo muy claro.

Se la veía muy bien, morena, guapísima... pero me ha contado que las vacaciones no han sido de relax completo porque el mayor, que tiene cuatro años, todo el rato quería ir a la piscina. Así que ella o su marido tenían que meterse en el agua con él. Y el segundo, que tiene una energía inagotable, se despertaba todos los días a las siete. «Pero si no, las vacaciones, son geniales», ha dicho para acabar, antes de preguntarme cómo me encontraba. Le he contado que estaba impaciente por parir porque notaba que cada vez me pesaba más la barriga, sobre todo para la espalda. Entonces, Ingrid me ha hecho una pregunta en la que todavía no había pensado mucho: si pensaba darle el pecho o biberón. La verdad, no tengo ni idea. Hace unos cinco o seis años, recuerdo que fuimos a ver una prima de Simón que acababa de parir. Llegamos cuando estaba dando el pecho y la verdad es que en aquel momento me dio un poco de asco. Hay que decir que su bebé sólo tenía unas pocas horas, era muy feo y estaba recubierto de una pelusa negra... Sin embargo, el bebé creció y se convirtió en una niña monísima. Por otro lado, también me acuerdo de que Ingrid les dio el pecho a sus hijos, y siempre parecía que eran momentos muy tiernos entre ella y sus hijos.

O sea que todavía no lo tengo claro. Ingrid me ha contado que también ella, antes de dar el pecho, lo veía con cierto asco. Pero luego le EN-CAN-TÓ, aunque también reconoció que tiene su parte pesada.

Tengo que hablar de esto con Simón esta noche, y con la matrona, que pronto veré para mi última visita antes del parto. Ya veremos...

CUANDO EL BEBÉ LLEGA DE NALGAS

Al final del tercer trimestre, alrededor de un 4% de los bebés se presentan de nalgas. Eso significa que en lugar de tener la cabeza enfocada al cuello del útero, lista para salir, lo están las nalgas o los pies. ¿Por qué están en esta posición? No se sabe.

A veces, durante el octavo mes, algunos ginecólogos intentan darle la vuelta al bebé mediante unas manipulaciones externas. Pero estas manipulaciones no siempre funcionan y en algunos casos están contraindicadas, como por ejemplo cuando se esperan gemelos, cuando el bebé es frágil, cuando no hay suficiente líquido amniótico, cuando hay placenta previa o cuando la madre ya ha tenido una cesárea. De hecho, no todos los ginecólogos la practican porque conlleva algún riesgo (aunque muy bajo), y puede provocar una disminución del ritmo cardiaco del bebé, lo que implicaría tener que hacer una cesárea de urgencia. Por esta razón, sólo se realiza en la clínica, ya que exige un control del ritmo cardiaco del bebé (mediante un monitor fetal) durante al menos una hora.

Para algunos médicos, un bebé de nalgas significa sistemáticamente realizar una cesárea. En cambio, para otros, un nacimiento por vía natural es posible siempre y cuando la pelvis de la mujer sea suficientemente ancha para que pase el bebé, lo que se averigua mediante radiografía o escáner, como también que el bebé tenga la cabeza bien inclinada para que no se le encaje la barbilla en el hueso púbico y que no sea demasiado grande en relación a las dimensiones de la pelvis.

1er MES
2° MES
3er MES
4° MES
5° MES
6° MES
7° MES
8° MES
9° MES

En serio, ¿qué nombre le ponemos?

Cada vez que nos ponemos a pensar, somos incapaces de tomárnoslo en serio.

Cuando pienso que todavía no hemos escogido el nombre del bebé... Le he dicho a Simón que teníamos que ponernos en serio a pensar en ello. Desde que me quedé embarazada, compró varios libros para inspirarse: *El gran libro de los nombres; Un nombre para toda la vida; Los nombres y su significado oculto; Los nombres de origen árabe, celta, ruso...; Es una niña, 5.000 nombres; Es un niño, 5.000 nombres,* etcétera. Pero no sé por qué, cada vez que hacemos una «sesión de nombres» somos incapaces de tomárnoslo en serio. Simón me propone todos los que son impronunciables o que no pegan nada con su apellido. Porque sobre este tema, al menos, estamos de acuerdo, el niño llevará el apellido de Simón y después el mío, a lo tradicional.

Pero lo que más le divierte a Simón es proponerme nombres de héroes de cómics porque un día, al abrir un periódico, vio que a una pareja le habían rechazado el nombre de Mazinger Z para su hijo. ¡Está claro que no le hacían ningún favor poniéndole semejante nombre! Aunque aquellos dibujos animados fueran muy buenos, realmente hay que tener un sentido del humor un poco especial para darle ese nombre a tu hijo. En fin, desde entonces, Simón cada dos por tres me sale con cosas del tipo: «Si es una niña la llamaremos Candy y si es un niño, Son Goku». ¡Qué gracioso! Y mientras, a pesar de los libros, todavía no le hemos encontrado un nombre a nuestro hijo. A veces pienso que en cuanto nazca, cuando sepamos si es niña o niño y veamos su carita, nos decidiremos.

¿SIEMPRE SE DA A LUZ TUMBADA?

Al principio del parto, cuando empiezan las contracciones y todavía estamos en casa, lo ideal es buscar la posición más cómoda soportar mejor las contracciones. Podemos intentar acelerar las cosas quedándonos de pie y caminando. Gracias a las leyes de la gravedad, el bebé presiona sobre el cuello del útero, lo que favorece su apertura. Cuando aparece una contracción, lo mejor es pararse, apoyarse en un mueble o colgarse del cuello del futuro papá y respirar profundamente.

En la fase final del parto, cuando el nacimiento es inminente, algunas clínicas ofrecen la posibilidad de acompañar la bajada del bebé poniéndose en cuclillas o bien a cuatro patas con las nalgas en los talones.

Sin embargo, en la mayoría de casos, el parto se realiza tumbada o medio incorporada, aunque no se administre epidural.

LA CANASTILLA PARA LA CLÍNICA

Un consejo: más vale preparar la canastilla para la clínica dos o tres semanas antes de la fecha prevista del parto, así hay menos probabilidades de olvidarse algo, sobre todo si hay que salir para la clínica en plena noche, cuando una no está muy despierta.

Hay que llevar **el neceser** de aseo personal, **compresas** por si la clínica no las proporciona, **secador del pelo** (por si hace falta para secar la episiotomía), **ropa interior** para una semana completa (aunque probablemente nos quedemos menos tiempo, pero no hace mucha gracia quedarse sin braguitas cuando no estás en casa), **sujetadores de lactancia** si se piensa dar el pecho, **2 camisones**, **zapatillas** cómodas, **3 mudas de ropa** cómoda para estar en la clínica, **ropa bonita** para el día del alta.

Para el bebé, hay que llevar **5 bodys** (recién nacido y tres meses), **5 pijamas**, **gorrito** aunque nazca en pleno verano (para evitar pérdidas de calor en sus primeras 48 horas), un **arrullo** y, según la estación, **calcetines**, **jerséis**, un **saco de dormir** o un **mono** para la salida de la clínica.

Y **toallas** (por lo menos, 4).

Última visita

He salvado mi honor y la línea. Hoy he ido a la última visita con la matrona. Al subirme a la báscula he pensado que ya se acababa la pesadilla del «¿cuántos kilos he engordado este mes?», cosa que me alegraba bastante. Cuando finalmente he visto el peso marcado, he calculado lo que representaba desde el inicio del embrazo y he pensado que, al final, el resultado

Ya habrá nacido el bebé y nos lo llevaremos con nosotros.

no era tan malo. Tras haber empezado a tope, había salvado el honor y la línea evitando picar entre horas y las comidas muy calóricas. Pero sigo alucinando cuando veo cómo ha llegado a deformarse mi barriga.

La comadrona me ha preguntado si tenía alguna duda o pregunta sobre el parto y, de hecho, sobre todo le he hablado de la lactancia. Desde que Ingrid me lo preguntó, pienso en ello muy a menudo. Ayer lo hablé con Simón. Él me dijo que le daba igual y que hiciera lo que quisiera. Es muy amable de su parte, pero no me ayuda a decidirme. Sobre todo porque la matrona me ha dicho más o menos lo mismo. Está de acuerdo con el discurso oficial que favorece la lactancia materna porque es buena para el bebé, pero le parece más importante que hagamos lo que queramos hacer. Me ha dicho literalmente que era más importante dar el biberón con cariño que el pecho sin estar convencida. Para concluir, me ha aconsejado que no le dé demasiadas vueltas al tema y que ya lo decidiré en su momento, es decir, cuando nazca el pequeño.

Quizá me pase como a Ingrid, que me va encantar aunque en estos momentos no me apetezca mucho...

ROMPER AGUAS, ¿QUÉ SIGNIFICA EXACTAMENTE?

Las aguas son el líquido amniótico en el que está inmerso el bebé durante 9 meses. Romper aguas significa que la fina membrana que contiene este líquido y el bebé se rompe y, por lo tanto, ese líquido tibio e incoloro empieza a salir abundantemente durante unos cuantos minutos sin causar ningún dolor.

Cuando se llega al final del embarazo, la bolsa amniótica puede romperse antes de notar contracciones. En estos casos, hay que irse ya para la clínica porque quizá sea necesaria la hospitalización de la mujer y, en todo caso, la toma de antibióticos si las contracciones no aparecen en las doce horas siguientes. Y es que el bebé, al no estar ya en un medio estéril, podría contraer una infección. Si el parto no empezara de forma natural, habría que provocarlo.

Pero lo más corriente es que la rotura se produzca durante la dilatación (la primera fase del parto) por efecto de las contracciones.

En el caso de que la bolsa no se rompiera, la comadrona la rompería durante una contracción. También puede ser que el bebé nazca con la bolsa formándole una especie de gorrito transparente encima de la cabeza.

INSPIRAR, ESPIRAR...

No es por casualidad que las técnicas de relajación (yoga, sofrología, etcétera) se basan en buena medida en unos ejercicios de respiración. Una buena respiración permite, entre otras cosas, eliminar tensiones y prevenir el estrés. En el momento del parto, también evita estar demasiado tensa o que se bloquee la respiración por el efecto de una contracción (lo que acentúa la sensación de sufrimiento).

Para disminuir el dolor, conviene realizar espiraciones profundas: hay que inspirar ampliamente por la nariz y espirar lentamente por la boca, intentando vaciar todo el aire de los pulmones.

1er MES · 2° MES · 3er MES · 4° MES · 5° MES · 6° MES · 7° MES · 8° MES · 9° MES

¿Cuándo hay que salir para la clínica?

No se lo he dicho a Laura, pero la idea de que tiene que ir de parto me empieza a estresar. He leído varias cosas sobre el tema, lo he hablado con mi compañero que acaba de tener una niña, y se ve que puede durar mucho y ser bastante duro. De hecho, por lo visto, se pueden dar todos los casos, desde las mujeres que paren muy rápido y con gran facilidad (lo que parece que va unido), y las que se pasan muchas horas y sufren lo suyo. Lo que no sé es cuándo tienes que salir para la clínica. Pensaba que era como en las películas, cuando rompes aguas, pero ¡qué va! Un día, al volver de sus clases de preparación al parto, Laura me dijo que no tenías por qué romper aguas, que puedes perfectamente empezar a tener contracciones mucho antes. Bueno, digo «puedes», ¡pero no va a ser a mí a quien le pase!

Pensaba que era como en las películas, pero ¡qué va!

Lo que me preocupa, también, es que Laura vaya de parto en pleno día y que no consiga contactar conmigo para decirme que tengo que ir a buscarla. He leído que en ese caso podías llamar a una ambulancia para ir a la clínica, se ve que te lo cubre la Seguridad Social. Si no, siempre tienes la solución de llamar a un taxi, pero es caro y, además, me imagino el ataque que sufrirían los dos si ella se pone de parto de camino, porque no es muy probable que el taxista tenga experiencia en el tema... En cambio, el chófer de la ambulancia siempre puede poner la sirena para llegar lo más rápido posible y parece lógico que tenga cuatro nociones sobre lo que hay que hacer en estos casos. De cualquier manera, lo que me sabría muy mal es que el bebé naciera sin mí, que la persona que le diera la mano a Laura y la que viera a mi hijo primero no fuera yo. Así que, para evitarlo, cada mañana antes de irme al trabajo compruebo, por lo menos tres veces, si llevo el móvil encima, y si está cargado y encendido.

LA EPIDURAL PARA UN PARTO SIN DOLOR

Desde hace 20 años ya no tienes por que sufrir durante el parto gracias a la peridural.

¿Qué es? Un producto anestésico que insensibiliza la parte inferior del cuerpo.

¿Cómo se administra? En la sala de partos, una inyección insensibiliza la zona de la espalda donde se realiza la epidural. Luego, el anestesista introduce, entre las vértebras lumbares, una aguja con un catéter (un pequeño tubo de plástico) y un empuja-jeringas eléctrico que contiene el anestésico. El pinchazo no es más doloroso que el de una extracción y, a los 10 o 15 minutos ya notas los efectos.

¿Te deja totalmente insensible? No. Hoy en día, se sabe dosificar de manera que elimina el dolor pero no las sensaciones.

¿Cuándo se aplica? A petición de la futura madre, cuando ella quiere, a menos que esté ya en dilatación completa o que la cabeza del bebé aparezca ya.

Las variantes En general, la epidural implica estar echada en la sala de partos. Sin embargo, en algunas clínicas se hace una dosificación diferente del producto para permitir la movilidad de la parturienta. En estos casos, con un monitor portátil conectado a un aparato de seguimiento, se puede caminar (por los pasillos, por ejemplo), lo que tiene la ventaja de acelerar el proceso de parto.

Otra posibilidad es la epidural autodosificada, que únicamente se practica en ciertas clínicas. Gracias a un sistema de bombeo que puede activar una misma, se puede escoger el momento de recibir la analgesia y la dosis que nos parece necesaria.

En todos los casos, la epidural difícilmente puede provocar efectos secundarios (a veces náuseas).

No es obligatoria Si preferimos dar a luz sin ella, ¡tenemos todo el derecho de hacerlo! Como también tenemos derecho a cambiar de opinión durante el parto y solicitarla aunque hayamos jurado que no la queríamos por-na-da-del-mun-do.

Falsa alarma

He tenido falsas contracciones.

El domingo por la noche fuimos dos veces a la clínica para nada. Primero, estábamos cenando en un restaurante italiano con mis padres cuando noté una humedad extraña entre las piernas. Pensé que estaba rompiendo aguas, así que le dije a Simón: «¡Tenemos que ir par allá!». Mi madre soltó algo así como: «Buena suerte, cariño. No te preocupes, con la epidural, ahora es más fácil...». Y nos fuimos. En el coche, Simón iba muy concentrado. No abría la boca si no era para preguntarme, de vez en cuando: «¿Estás bien?». Al llegar a la clínica, la comadrona me examinó. Me colocaron las ventosas en la barriga para el monitoreo pero, al cabo de media hora, me dijo que todavía no era el momento, que la bolsa de aguas no tenía fisuras. Según ella, la humedad repentina que había notado era debida probablemente a la pérdida del tapón mucoso, un amasijo de mucosidades que se forma durante el embarazo en el cuello del útero y que forma una barrera antimicrobios. Perderlo es una señal que anuncia el parto, aunque pueden pasar varias horas, días, o hasta semanas, antes del parto. Me sentía un poco triste, pero sobre todo muy cansada, así que nos fuimos enseguida a casa a acostarnos. Durante la noche, me despertaron unas contracciones que me dolían una barbaridad. Para distraerme, cogí un libro, pero me resultaba imposible leer por el dolor que sentía. Caminé por el pasillo, bebí un vaso de agua, me duché, miré la tele... pero como las contracciones seguían allí, desperté a Simón para decirle que esta vez sí era la buena. Al llegar a la clínica, la matrona me dijo que tenía falsas contracciones, es decir, contracciones que no sirven para nada, que no abren el cuello del útero. Se ve que esto pasa de vez en cuando. Pues qué gracia, ¡porque duele! Me dio un calmante y nos volvimos para casa. Ahora las contracciones se han calmado. Intento descansar, estoy rendida...

LA EPISIOTOMÍA: PARA EVITAR DESGARROS

Esta pequeña incisión practicada al final del parto por el médico o la comadrona se realiza para evitar graves desgarros del perineo debidos al paso de la cabeza del bebé. Durante muchos años, la episiotomía se realizaba de forma sistemática en los primeros partos. Pero actualmente, se juzga caso por caso. Sí se realiza cuando el bebé es especialmente grande, cuando viene de nalgas o cuando hay que utilizar fórceps para ayudarlo a salir (véase pág. 201).

Pero ¿cómo se hace exactamente? En el momento en que se da una contracción, el perineo es menos sensible, así que el médico aprovecha para realizar una incisión con unas tijeras en la pared muscular de la vagina y del perineo, lo que permite agrandar el orificio. Luego, lo cose con un hilo absorbible, siempre con anestesia local, si no se está ya anestesiada con epidural.

A menudo la cicatriz molesta un poco durante un par de semanas.

LOS PUJOS: LA RECTA FINAL
ANTES DEL ENCUENTRO CON TU BEBÉ

Es la segunda fase del parto, y dura generalmente unos 20 o 30 minutos. El cuello del útero está totalmente borrado (o con una apertura de 10 cm) y muy pronto el bebé empezará a llorar por primera vez. Pero antes, todavía tiene que atravesar la pelvis (un túnel de 7 a 9 cm). Cuando aparece la coronilla de su cabeza, se siente una incontenible necesidad de empujar. Entonces, la comadrona da luz verde y generalmente dice algo como: «Venga, empuje, señora, ¡empuje!». En esos momentos, hay que sacar fuerzas de donde sea y acompañar cada contracción con un fuerte pujo para que salga el bebé. Cuando ya tiene la cabeza fuera, el resto del cuerpo sale con facilidad. Y ya está, por fin se puede saborear la magia del primer encuentro.

Esta vez, va de verdad

Esta mañana, cuando he acompañado a Laura por segunda vez a la clínica porque tenía contracciones desde la medianoche, he escuchado atentamente lo que nos ha dicho la comadrona: si durante una hora Laura tiene contracciones regulares que se repiten exacta-

Me siento increíblemente sereno.

mente cada cinco minutos (y ha precisado bien, cada cinco minutos, no cuatro ni seis), significa que hay que acudir a la clínica. A menos que rompa aguas, en cuyo caso tendría que ir enseguida. Y esta tarde, desde las cinco, ya veo que Laura vuelve a tener contracciones, igual que esta mañana. Y eso que se le habían calmado con la medicación que le había dado la comadrona y que incluso ha podido dormir hasta el mediodía. Yo, después de llamar a mi jefe para decirle que me quedaba con ella, le he preparado algo para comer y he ido a buscarle una película al videoclub. No había nada muy bueno, pero como a Laura le encantan las películas de capa y espada, he alquilado *La máscara de hierro*, con Leonardo di Caprio que hace de Luis XIV. Laura se volvió una fan de ese tipo después de llorar quince veces viendo *Titanic*. Al final de la película, Laura ha empezado a sentir dolor. Al principio, no decía nada, pero se le veía en la cara e intentaba respirar como se lo habían enseñado en las clases de preparación al parto. Así que llevo dos horas contando con el cronómetro del móvil. Y ya hace un rato que tengo la impresión de que tiene contracciones cada cinco minutos. Esta vez, creo que va de verdad. Le he dicho que prepare su maleta porque nos vamos de nuevo para la clínica. Es extraño, me siento increíblemente sereno... Voy a ser padre...

FÓRCEPS, ESPÁTULA Y VENTOSA: PARA AYUDAR A SALIR AL BEBÉ

Alrededor de un 15% de los partos por vía vaginal requieren la utilización de estos instrumentos para sacar al bebé. Bajo la vigilancia del médico y con anestesia local o peridural, se usan los fórceps, la espátula o la ventosa para sacar rápidamente al bebé en caso de sufrimiento fetal, cuando ya no progresa suficientemente rápido hacia la salida o cuando la madre está exhausta y ya no consigue empujar bien. **El fórceps es el instrumento más habitual.** Está formado por dos cucharas metálicas que el ginecólogo introduce una tras la otra en la vagina para situarlas a lo largo del cráneo del bebé. Evidentemente, sabe muy bien cómo tiene que colocarlos para no dañar la cabeza ni la cara del niño. Una vez colocado, ejerce unas ligeras tracciones sobre las dos cucharas para facilitar así la bajada del bebé y su expulsión. **Las espátulas** son parecidas a los fórceps, pero las dos cucharas son independientes. Pueden ser manipuladas por separado. **La ventosa obstétrica** es una ventosa de caucho que dispone de un sistema de aspiración que el médico aplica en la coronilla del bebé para dirigir su progresión dentro de la pelvis. Casi siempre que se utilizan los fórceps o las espátulas hay que realizar una episiotomía. En el caso de la ventosa obstétrica, no es tan habitual. Si aun así no se lograra extraer al bebé, se practica una cesárea.

EN EL PARTO VARIOS PROFESIONALES ESTÁN A TU LADO

El día D varios profesionales están ahí para garantizar un nacimiento en las mejores condiciones de seguridad y confort: **la comadrona**, que nos acompaña todo el parto cuando las cosas se desarrollan con normalidad. Nos tranquiliza, nos orienta (cuando espirar, inspirar, retener el aire, empujar, etcétera); **el anestesista**, al que sólo veremos si solicitamos un epidural o una perfusión de derivados de morfina (véase pág. 183), o si hace falta realizar una cesárea, y **el ginecólogo.** En las clínicas públicas puede que sólo esté en momentos complicados: cesárea, para utilizar instrumentos para sacar el bebé, etcétera). En las clínicas privadas, puede estar presente desde el principio hasta el final.

He cortado el cordón umbilical

¡Ya sabía yo que esta vez era la buena! Lo veía venir... Laura ha sido muy valiente y no se ha puesto nerviosa. En cambio yo, ha habido un momento en el que pensaba que se me iban a cruzar los cables. Parecía que el bebé no quería salir, Laura parecía no tener ya más energía para empujar. Llevábamos allí desde primera hora de la noche y, por la ventana, veía cómo empezaba a apuntar el día. Vaya, que pensaba que aquello nunca se acabaría. Al cabo de un rato, el médico ha llegado con una especie de cucharas, me ha dicho que eran las espátulas. Le ha dicho a Laura: «Ánimo señora, ¡un último esfuerzo!». Y ahí, realmente, ¡olé! He visto como Laura sacaba toda la energía que le quedaba. Yo le daba la mano y le sostenía la cabeza. No sabía qué decir, qué hacer... Y de repente, he oído un llanto de bebé. La comadrona me ha preguntado si quería cortar el cordón, y lo he hecho sin apenas darme cuenta. He notado en mí una explosión de alegría como nunca había sentido antes. Laura tenía los ojos cerrados y el pelo mojado de sudor. La comadrona le ha colocado el bebé en el pecho. He tenido la impresión de que se ponía a mamar él solito. Los he mirado durante un largo rato y he pensado que nunca olvidaría aquel momento: el bebé mamando, Laura que lo miraba sonriendo con los ojos entornados. Parecía tan serena y feliz que nadie habría dicho que se había pasado la noche sufriendo. La comadrona le ha puesto una sábana verde, muy fea, encima del bebé para que no se enfriara. He notado como se me llenaban los ojos de lágrimas. Creo que estaba completamente trastornado... Entonces me he dado cuenta de que no había mirado el sexo del bebé. He levantado aquella sábana verde tan fea y me he oído gritar: «Es una niña, Laura; es una niña... ¡Es Clara!». El nombre me ha salido solo. Laura ha asentido con la cabeza y la matrona me ha preguntado si quería ir a darle el primer baño a mi hija... ¡MI HIJA...!».

> He notado cómo se me llenaban los ojos de lágrimas.

CESÁREA. ¿CUÁNDO Y CÓMO?

Hoy en día, el número de cesáreas en España alcanza un 45% de los partos en la sanidad privada y un 23% en la pública. Ambos porcentajes superan las recomendaciones de la Organización Mundial de la Salud, que condena que se realicen cesáreas sin necesidad, ya que según este organismo sólo un 15% de las parturientas la requieren.

Esta intervención, practicada por un ginecólogo, se hace bajo anestesia (epidural o raquianestesia, más rápida que la epidural, o, en casos especiales, con anestesia general). El médico hace una incisión en el abdomen y luego en el útero para extraer así el bebé del vientre de su madre. En menos de quince minutos el niño ya está ahí.

Podemos saber a priori que el parto será por cesárea si tenemos una pelvis demasiado estrecha para que pase el bebé; si el pequeño viene de nalgas o se trata de un parto gemelar y, en ambos casos, si no se dan todas las condiciones para plantearse un parto por vía vaginal (véase pág. 191).

Pero también pude que haya que realizar una cesárea de urgencia durante el parto cuando éste no avanza con suficiente rapidez y el ritmo cardiaco del bebé baja de forma inquietante. En estos casos, para evitar poner su salud, y hasta su vida, en peligro, hay que extraerlo rápidamente del vientre de su madre.

La cesárea es una cirugía que los médicos dominan muy bien, pero, como cualquier operación, conlleva unos riesgos ligados al hecho de que hay que abrir el cuerpo y luego cerrarlo, por lo que deja una cicatriz que, como cualquier otra, es un poco dolorosa durante los dos o tres días siguientes al parto, en los que cuesta mucho levantarse y caminar, lo que no es lo ideal cuando hay que ocuparse de un bebé.

1er MES
2° MES
3er MES
4° MES
5° MES
6° MES
7° MES
8° MES
9° MES

El parto ha ido bien

Simón tenía razón y aquella vez era la buena; realmente estaba de parto. Pero era demasiado pronto para que me ingresaran, así que la comadrona me aconsejó que volviera al cabo de una o dos horas.

Pedí que me pusieran la epidural enseguida, y qué alivio.

Así que fuimos a dar una vuelta y pasamos por delante de la casa de mi abuela. Dudamos en tocar el timbre, pero tuve miedo de que se asustara al ver mi mal aspecto. Aunque es una tontería porque ella ha tenido seis hijos y ¡ya sabe de qué va!

Primero esperamos en una cafetería. De vez en cuando, sentía las contracciones que llegaban, y me dolía... Nos quedamos hasta el cierre y, luego, fuimos a un *fast-food* que había al lado. Allí, fui un momento al baño y al pasar delante del camarero tuve una contracción que me hizo gritar. El chico se quedó paralizado de tal forma que me hizo reír. Seguro que pensaba que iba a dar a luz allí mismo. Al cabo de un rato, ya no podía más, así que nos volvimos para la clínica. Pero al llegar, las tres salas de parto estaban ocupadas, así que me pusieron en una habitación con otra chica que iba a tener su segundo hijo. Me di cuenta de que estaba haciendo la respiración para el parto sin dolor y me puse a imitarla. Gracias a eso, al rato ya me dolía menos. Luego, por fin, me llevaron a la sala de partos donde enseguida pedí que me pusieron la epidural, y qué alivio. Es algo mágico. El bebé tardó un buen rato en salir y el médico tuvo que utilizar los fórceps... Fue duro. Pero cuando oí a Simón que gritaba que era «una» Clara y lo vi con nuestra hija en brazos, listo para llevarla a tomar el primer baño, todo se volatilizó. Lloré de alegría, pensé en nuestras discusiones estúpidas, en la vez que estuvimos a punto de romper, en su pachorra, que a menudo me pone de los nervios, en mis dudas... Fue como si todas aquellas cosas absurdas de repente tomaran sentido; como si hubiéramos vivido todo aquello para conocer aquel momento... el nacimiento de nuestra hija.

¡POR FIN, EL ALUMBRAMIENTO!

Es la tercera fase del parto. En los minutos que siguen al nacimiento del bebé, se producen una serie de contracciones para expulsar la placenta fuera del útero. Para facilitar esta expulsión, la comadrona hace presión sobre la barriga de la madre y le pide que empuje una vez más. Luego, examina la placenta para comprobar que está completa (que contiene las membranas, el resto del cordón, etcétera), lo que significa que el útero ha quedado bien vacío y que podrá contraerse sin problemas. Si la placenta no saliera por completo y quedaran fragmentos en el útero, se podría producir una grave hemorragia. Para evitarlo, el médico tiene que extraer los restos de placenta introduciendo su mano dentro del útero y asegurarse de que queda del todo vacío. Ciertamente, no es algo muy agradable, pero es imprescindible hacerlo.

LA POST-MADUREZ, CUANDO EL BEBÉ NO QUIERE SALIR

Cuando tras 41 semanas de amenorrea el bebé no parece decidirse a salir del vientre de su madre, hay que realizar un control estricto. Y es que pasado este término, la placenta a veces ya no es capaz de cumplir su función correctamente. Dicho de otra forma, el bebé ya no está tan bien alimentado ni oxigenado.

Cada dos días, una ecografía y un control mediante el monitor permiten comprobar su vitalidad y su ritmo cardiaco. También se verifica la cantidad de líquido amniótico (véase pág. 157). A la menor anomalía, se provoca el parto. En cualquier caso, aunque el bebé esté bien, el parto se provoca cuando han transcurrido un máximo de **5 días a partir del día previsto**.

1er MES
2° MES
3er MES
4° MES
5° MES
6° MES
7° MES
8° MES
9° MES

Anexo

Para dejar de fumar

La Sociedad española contra el tabaco, en www.sedet.es es. Consultar el documento de ayuda del Ministerio de Sanidad: www.vidasintabaco.org/guiaTabaco.pdf

Para el parto clásico

www.federacion-matronas.org, colectivo de las asociaciones de matronas de España.

Haptonomía

www.haptonomia.es es la web de la Fundación de la haptonomía CIRDH (Centro Internacional de Investigación y Desarrollo de la haptonomía) en lengua española.

Canto prenatal

La Asociación Nacional de Educación Prenatal (ANEP) recoge y difunde las informaciones relacionadas con la vida prenatal en www.anep.org.es

Yoga prenatal

www.iyta-es.org es la Asociación Internacional de Profesores de Yoga. www.aeky.es, Asociación Española de Kundalini Yoga.

Sofrología

www.sofro.net, la Escuela Internacional de Sofrología. www.sofrologia.com es el Instituto Internacional de Sofrología Caycediana.

Preparación al parto en piscina (matronatación)

www.rfen.es, en la Real Federación Española de Natación.

Preparación Bonapace

www.bonapace.com

Acupuntura

www.same-acupuntura.org, Sociedad Española de Acupuntura. www.sacmtx.com, Sociedad de Acupuntura Médica de España.

Osteopatía

www.asociacionosteopatia.es y www.osteopatas.org

Homeopatía

www.semh.org es la Sociedad española de medicina homeopática, y www.amehb.com la Asociación médica española de homeopatía y bioterapia.

Para contactar con padres de niños nacidos prematuramente

www.prematuros.info da información actualizada sobre el niño prematuro: documentos, noticias, testimonios...

Para contactar con padres que han pasado por una interrupción médica del embarazo

www.renacer-barcelona.org

Otros títulos de esta colección

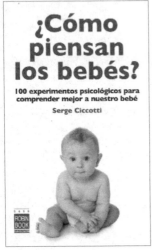

¿Cómo piensan los bebés?
Serge Ciccoti

Sabemos muchas cosas del bebé por intuición, pero ¿hasta qué punto acertamos? ¿Qué sabemos de lo que percibe y de lo que siente? Este libro presenta 100 pruebas llevadas a cabo en laboratorio o en casa, descritas con humor y claridad, que nos permitirán descubrir y comprender las capacidades de los niños pequeños. Un libro que nos ayudará a comunicarnos mejor con el bebé.

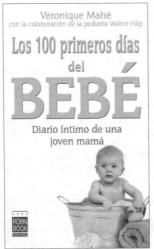

Los 100 primeros días del bebé
Véronique Mahé

¡Al nacer el primer bebé hay razones para sentirse perdida y desorientada! Nada es «natural»: la lactancia materna, cómo preparar el biberón, saber por qué el bebé llora tantas horas... En este libro el lector podrá seguir, día a día, la experiencia de una mamá primeriza, acompañada de consejos médicos, trucos prácticos, juegos para recién nacidos e informaciones útiles para aprovechar al máximo los 100 primeros días que serán tan importantes para el pequeño o la pequeña... como para los padres.